Isabelle Portier

Les maux de la guérison

Isabelle Portier

Les maux de la guérison

Les maux de la guérison d'isabelle

Éditions Vie

Imprint
Any brand names and product names mentioned in this book are subject to trademark, brand or patent protection and are trademarks or registered trademarks of their respective holders. The use of brand names, product names, common names, trade names, product descriptions etc. even without a particular marking in this work is in no way to be construed to mean that such names may be regarded as unrestricted in respect of trademark and brand protection legislation and could thus be used by anyone.

Cover image: www.ingimage.com

Publisher:
Éditions Vie
is a trademark of
International Book Market Service Ltd., member of OmniScriptum Publishing Group
17 Meldrum Street, Beau Bassin 71504, Mauritius

Printed at: see last page
ISBN: 978-613-9-58898-5

1

Prologue

Lors de mon cheminement personnel, les mots sont venus à moi et en moi. J'ai retrouvé leur amour et ils ont été là au moment oû j'avais besoin de les entendre dans mon existence. Certains me martelaient la tête pendant que d'autres me calmaient. C'est à ce moment là que j'ai compris leur importance. J'ai découvert le monde de la quantique physique holistique en même temps que mon magnétisme. Merveilleux monde ou nous baignons tous sans même nous en apercevoir. Nous ne sommes qu'au début d'une ère de transformation majeure.

Quand j'entends parler de vibrations, je vois automatiquement des sons. Et dans les sons, il y a des mots. Et dans les mots, il y a des sons. La boucle est bouclée et me confirme ce que je savais : les sons peuvent détruire ou guérir selon l'usage que l'on en fait.

Pour les utiliser avec toute l'harmonie qu'il faut, et leur laisser faire leur boulot, il est nécessaire de garder à l'esprit que nos coeurs doivent être ouvert pour recevoir l'empreinte vibratoire dans nos cellules.

Parfois un mot peut choquer, blesser, interroger. C'est qu'il remue notre mémoire et fait remonter un souvenir. Il n'y a pas de bon ou de mauvais souvenir. Simplement des expériences de la vie qui nous ont conduit jusqu'ici. Il faut juste comprendre pourquoi cet effet la. Notre sensibilité est de plus en plus exacerbé car petit à petit, nous comprenons qu'il nous faut changer. Si nous résistons un tant soit peu, nous créons nos blocages, nos peurs, nos blessures, nos maladies.

Il est parfois complexe de comprendre et d'avoir la réaction adéquate à la situation qui se présente. Laisser faire la nature, la vie autour de soi, le cours des choses, permet de se recentrer et de faire des choix. Puis l'action arrive et tous se met en place naturellement.

Nous avons donc tous nos choix, nos vies, nos expériences à parcourir. Chacun de nous avance différemment et pourtant dans un même but. Nos idées sont différentes. Nous sommes tous différents et pourtant nous réagissons tous à la même chose.

En lisant ces textes et ces poèmes, aucun de nous ne va réagir de la même manière. Mais nous nous réunissons sur un seul point : l'amour de la vie ou la vie de l'amour. Ce n'est pas un livre qui donne une leçon mais une leçon qui donne un livre. Ma leçon s'appelle ma vie et en voici un livre. Une suite à mon premier "ma vie, ma route, mon chemin" , car le voyage continu, je vous l'avais promis. Il ne fait que commencer...

Je vais remettre les textes et poèmes dans l'ordre chronologique dans lequel ils me sont arrivés. Peut être pour comprendre aussi une évolution, un parcours, un mécanisme... Chacun le verra comme il le souhaite... comme il l'entend ... comme cela resonne en lui.

Je me suis aperçu également que chaque titre mit bout à bout constituait presque des phrases complètes. J'ai créé pour vous un sommaire particulier pour suivre un rêve éveillé. Encore une fois, comme à mon habitude, je n'ai rien fait normalement. Tout à l'instinct du moment. Le premier titre qui m'est venu pour ce livre c'est "les mots de la guérison". En reprenant la mise en page pour la couverture, le changement s'est fait en "les maux de la guérison". Je m'en suis aperçue juste au moment ou je fermais la page! Rien n'est figé, et tout change à chaque instant. Juste l'accepter et faire corps avec le changement.

Durant cette réécriture, j'ai senti des barrières disparaître, des blocages s'envoler. Comme un passage obligé qui m'a encore fait évoluer, plus profondément, plus intensément encore. Ce travail ne finira jamais, je le sais. J'entraîne avec moi un monde, le monde autour de moi. Mais pourquoi? Comment?

Ce n'est pas mon histoire, c'est notre histoire, c'est votre histoire. Simplement je canalise par tous les pores de la peau, par toutes mes cellules, grâce à mon coeur, mon âme et ma nature. Je canalise les vibrations qui ressortent en ultra sons et qui apportent la guérison. Simplement, naturellement... Les mots s'envolent et vous arrivent comme par magie...

Ecoutez...Ressentez les comme je l'ai fait. Ce n'est pas plus compliqué. Ne soyez pas effrayé par vos sentiments, par vos ressentis, par votre corps. Laissez les passer... Rien que passer... Ils sauront oû aller. Revenez y autant que vous le voulez, que vous le sentez. Rien que pour vous, pour nous, pour eux.

C'est une ballade entre les syllabes

Un cheminement tranquille
Juste un équilibre sur un fil
Un fil de soi pour se retrouver soi
Se retrouver soi pour retrouver sa foi
Retrouver sa foi pour la première fois

Lisez en conscience, à haute voix. Pour que les sons et les ultra sons se propagent. Plus nous envoyons d'ondes, de vibrations positives dans l'atmosphère qui nous entoure et plus nous contribuons au changement de cette humanité. Nous nous ouvrons à la lumière autour de nous.

Lisez pour vos enfants, vos maris, vos femmes, vos ami(e)s, vos amants, vos parents. Pour tous ceux qui font battrent vos coeurs, pour créer ce tourbillon à l'unisson. Ce reflet sans fin, cette vibration éternelle et intemporelle.

Ne cessez pas d'aimer, de vous aimer, de vous écouter, d'être vous même...

SOMMAIRE

Une lettre pour l'eau delà a libéré l'oiseau de mon coeur, a fait naître un papillon et m'a fait redécouvrir l'amitié pour la vie.

Je me suis bataillé pour protéger les canards en danger et la délivrance a sauver la grenouille et les hirondelles de ma vie. Cette tempête en mer m'a guidé pour te dire "laisse moi t'aimer, laisse moi te dire merci et t'apporter ma protection".

Ma nature sauvage et mon coeur saigne quand je m'aperçois qu'on a pillé la terre mais la perfection à l'unisson existe ici. Quand je me rend compte que tout est juste, je me dis "vis ta vie". Ton arbre magique t'apporte une belle énergie et nous sommes des créatures de dieu.

Je suis dieu aussi.

Une belle prière aux âmes nous rassemblent comme une ratatouille, fait éclore une rose pour laisser ma petite voix reprendre sa place ici.

Et dans ces retrouvailles, je rêve de ma vie. Une vie active pour faire mes propres choix.

Comment te dire avec mes sentiments, avec un contact d'âmes, de vivre simplement ?

Avec Uriel, prince du soleil, voici venu le temps de retrouver ma féminité sacrée, comme le graal de ma spiritualité.

Et c'est la petite reine qui se métamorphose grâce aux nuages d'espoirs et des "je t'aime".

Il est trop tard pour se juger, je pars sans regretter.

Maintenant, je n'ai plus peur mais ne touche pas à ma carapace car sous ce frêle pommier existe un collier d'amour qui se débat comme une lionne.

Juste pour un frisson de vie, pour découvrir mon être de lumière, par une belle journée d'été, je laisse parler mes envies. Montres moi ma vie.

Tu m'as montré ma vie, alors, je fais table rase du passé, merci...

Et voilà un nouveau monde, karma réparé, plus d'appel au secours, l'arc en ciel est dans le ciel.

Le brouillard a disparu et il m'a dit "donne ta vie à la vie". L'orchestration de l'univers parle d'abandon pour être ensemble ici.

Pour te retrouver entre dans ma bulle, réapprend à rêver et ne résiste pas. Juste une inspiration/expiration, écoute ma petite voix.

La vie est un jeu, un astre de vie alors comme une demoiselle, je joue à la marelle.

Pour vaincre ces peurs, j'apprends à donner un amour meilleur.

Regarde, ils te guident et te mène vers le trésor de demain. Et c'est dans la grande roue d'amour hallucinogène que je regarde la musique.

Aurais tu peur de te noyer?

Viens, tiens moi bien la main, on va découvrir notre ADN karmique.

Je te dis "maintenant regarde devant toi", et après la présentation, nous serons au réveil pour travailler ton karma et aussi tous tes chakras.

Nous allons découvrir les larmes du ciel. Les éponges à émotions sont pour nous un éveil.

L'éveil, à nul autre pareil, demande de soulever la bonde de l'amour pour découvrir des merveilles. Et si tu savais les garder pour toujours, ces cristaux de vie entre dans nos vies! C'est une voie unique et c'est mathématique.

Coïncidences de l'existence, j'ai retrouvé dans une cathédrale mon feu sacré de l'innocence. Viens je t'accueille et te protège.

La nuance des alliances nous permet d'avancer ensemble. Puisque ton âme est ton amie, elle sait rester dans un monde parallèle et t'envoyer des vibrations vibratoires pour t'aider à te faire pousser des ailes.

Je ressens les sens de la vie comme une étoile qui luit. La naissance d'une étoile aux confins d'une galaxie dévoile ma féminité lunaire aux portes de la nuit.

Mais pourquoi tout ça?

Pour une visualisation positive sur une planète active.

C'est à la croisée des chemins que j'ai découvert ton miroir. Il était sans tain.

Il y a un temps pour tous, c'est certain.

Grâce à un dialogue personnel, je m'ouvre à moi même et les flammes guérisseuses travaillent mon éveil. C'est dans la plénitude que le repos des âmes créatrices fait ressortir leur sensibilité.

Ce vent de folie et vent d'oubli m'apporte des nuages d'espoirs.

Adapte ta respiration à ton acceptation pour qu'une force tranquille te transforme en ange ailé. Et avec amitié, rentre dans la ronde du monde pour l'éclairer.

C'est une fracture spatiotemporelle qui a induit des vibrations d'amour pour m'emporter dans une ère nouvelle.

Dites moi pourquoi, dans mon ventre, mon feu intérieur vit une insomnie. Ce message angélique comme une respiration divine me dit regarde devant toi et ne perd pas ta lumière.

Car la magie de l'univers permet la guérison de l'âme. Et ce constat, au delà des mots, mène à l'inconnu de l'esprit.

Ce moment magique me crie tu es ce que tu es et m'invite à passer de l'autre côté.

Avec ma baguette magique, je traverse la voie lactée. Pour un carnaval fantastique et mouvementé.

Je suis seule maître à bord de mon corps car j'ai le feu en plein milieu.

Lâche le temps pour que je t'ouvre la porte. Je vais t'expliquer comment débrancher le mental.

Tu vas explorer la matrice de tes sens, avec les signes de ta vie.

Il y a des voix en moi, comme un dédoublement, mon moi à moi.

Durant cette lune bleue c'est la naissance de mon essence qui m'amènera au coeur du bonheur, dans un repli de protection.

Rien n'est écrit dans les nouveautés de la vie. Tu recevras la danse du corps si tu sors de la nuit. Et du matin chagrin sortira la chimie de la vie.

Mais comment je me guérie pour découvrir les facettes du monde?

Je dialogue avec la vie pour ma guérison intérieure.

Il est temps de te réveiller car tu n'as besoin de rien pour découvrir les synchronicités et les oiseaux messagers.

Apprends à remercier la guerrière de lumière et jamais sans ma vie, ne met ton coeur en éveil car c'est du déjà vu ou du jamais pareil.

C'est l'amour qui t'apporte une lame de certitude et qui te prouve que la vie est une force et une petite graine.

Cours après l'amour pour créer ta propre musique, et sur les chemins, toi et moi, on entre en résistance avec adresse.

Tous se révèle au coeur de l'amour quand tu donnes la parole à ta petite voix.

Il était une fois la foi qui te dit qui es tu?

Toi, avec la douceur de ta force, parles moi de toi. Et parmi les sources, je veux être ou avoir, juste nature pour un égoisme pur, une bataille d'égo pour avoir le travail et la santé et enfin, je peux dire je crois en moi.

Retrouve ton pouvoir de liberté et, comme tu réalise ton rêve, enfin, tu fais l'amour à tes émotions.

Si je suis hypersensible, alors, rien ne te retiens. Je ressens juste par les oreilles de tes émotions.

Mon ouverture fait que je pense seulement à prendre du recul. Plus comme avant, un singulier amour est arrivé.

Juste pour essayer d'écrire une lettre à mon âme. Maintenant, elle transmet ton amour pour que je garde le lien avec l'univers et que je joue le jeu du je.

Aujourd'hui je fais le point de la matière et de l'anti matière pour passer de l'autre côté de ma douce existence.

JUILLET 2016

LETTRE DE L'EAU DELA

Tu as mit dans mon cercueil
Ma casquette, une photo et un foulard.
Tu as mit dans mon coeur
De l'amour, des regrets et de l'espoir.
Et en pleurant tu t'es surpassée
Pour faire table rase du passé.
Pour faire renaître ta sérénité
Enfin ton coeur m'a écouté.
Enfin vers ton destin, tu t'es tourné.

Je t'accompagne en te tenant la main.
Sers la fort en suivant ton destin.
Je suis là, sois en certain
Pour que tu accomplisse ton dessein.
Ma vie entière n'a pas suffit
A apaiser mon esprit.
Mais je sais que toi dans cette vie
Tu te saura te sauver de l'ennui.

Va ou tes pas te guident
Car je marche avec toi.
Va ou tes pas te guident
Je prendrais soin de toi.

Ton être de lumière

OISEAU DE MON COEUR

Petit oiseau de mon coeur
Tu t'agite, tu pépite, tu sautille.
Tu partage mes bonheurs.
Au milieu d'une vie hétéroclite
Tu supporte mes erreurs.

Pour m'interpeller, tu babille
A la porte de mon coeur.
Je t'écoute, je te suis
Sur tes ailes, je m'enfuie.

Tu es là, près de moi
Je te sens, je te vois.
Tu guide mes pas
Tu sais ce qui est bon pour moi.
Je t'emmène dans mes rêves
Tu guéri mon esprit
Et le guide dans la nuit.

PAPILLON

Merci petit papillon.
Tu es mon coeur et ma raison.
Tu m'aide à prendre une décision
Et à rester dans la perfection.

Je ne peux t'attraper.
Je ne peux te toucher
au risque de te blesser.
Au risque de t'étouffer.

Tu as soif de liberté
Mais tu es toujours là pour m'aider.
Milles couleurs, milles éclats
En me montrant ma voie
Tu me montre la joie.
Ephémère et plein d'entrain
Tu es un vrai bout entrain.
Car tu sais que la vie est courte
Alors, tu es savoure chaque goutte.

AMITIE POUR LA VIE

J'ai connu un amie
Très chère à mon coeur.
J'l'ai perdu, c'est la vie
J'ai pas vus mon bonheur.

Et puis un jour, mon destin
L'a remit sur mon chemin.

Et là, j'ai compris
J'ai compris mon erreur.
Elle était si jolie
Qu'elle m'en a fait peur.

J'en ais pas eut de chagrin
J'n'étais qu'un pantin.
Me réveillant ce matin
Je vois clair, c'est certain.

CANARDS EN DANGER

Cane, canard, caneton
Montrez moi vos petits petons.
EN file indienne vous traversez
Papa canard joue au policier.
Le p'tit dernier est à la traîne
Il faut qu'il s'entraîne!
Maman canard va l'y aider
Et sous ses plumes le houspiller.

Cane, canard, caneton
Comment s'appelle ton rejeton.
Tu met ta couvée en danger
Afin de pouvoir le diriger.
Toute la file est à la traîne
Les dangers d'enchaînent!
La file indienne à explosée
Il te faut vite le reformer.

Cane, canard, caneton
Tu maîtrise la situation.
Vous voilà tous en sécurité
Tous ensemble sur le bas côté.
Plus personne n'est à la traîne
La file enfin se déchaîne.
Quel bonheur de pouvoir nager
Dans la p'tite mare juste à côté!

DELIVRANCE

J'ai délivré mon âme
Elle était enfermée.
J'ai délivré mon âme
Elle était cloisonnée.
J'ai délivré mon âme
Pour l'éternité.

Maintenant, elle est dans la lumière.
Maintenant, j'en suis droite et fière.
Elle me parle de mes ancêtres.
Et je comprends mes douleurs.
Elle me parle de mes ancêtres.
Et je retrouve le bonheur.

L'oiseau noir est parti
Il ne viendra plus gâcher mes nuits.
Le méchant loup aussi
Il a trop peur d'avoir des ennuis.
J'ai mit une margelle à mon puit
pour protéger mes acquis.
Je n'y retournerai pas
Car je crois en moi.
J'y ai enfouie mes doutes
Car je crois en nous.

GRENOUILLE

En desherbant mon jardin
J'ai découvert dans ma main
La ligne de mon chemin.

Elle était là depuis longtemps
Elle m'attendait gentiment
Fidéle à son serment.

Posé dans un plantain
Avec la rosée du matin
Elle s'éveille à son chagrin.

Elle m'entend, m'appelle doucement
Et mon coeur s'ouvre simplement
Et je l'accueille tendrement.

Le destin est bien malin
Il me joue comme un pantin
Et emmêle mes filins.

Et Mi ra cu leu se ment
j'aperçois distinctement
Mon prince charmant.

HIRONDELLES

Un beau matin de juillet
Au dessus d'un champ de blé
Venu d'un pays enchanté
Près de moi, vous êtes arrivées.

Petites hirondelles d'été
Ensemble vous aimez jouer
et mon coeur vous éclairez
De votre témérité.

Dans le ciel les nuages vont vite
Une ondée se prépare.
Quelques insectes vous profitent
Vous êtes sur le départ.
Vous tournoyez, piquez et tenez la barre.

Il ne faut pas s'inquiéter!
La nature vous connaissez!
Et les pièges vous évitez!
D'un battement d'ailes vous disparaissez!

TEMPETE EN MER

A partir d'aujourd'hui
Je vais changer ma vie.
Plus rien ne me sera interdit
Si dans mon coeur j'en ai envie.
Un vent de liberté souffle sur mon voilier.
La mer jusqu'alors démontée, va d'un coup se calmer.
Et le ciel se dégager et le soleil se montrer.
Mes amarres sont bien rangés et mon ancre remontée.
Tremblés pirates! Vous ne pourrez m'attraper.
Je suis forte, je vous le dit
Mais vous n'êtes pas mes ennemis.
Juste garder mon paradis
Et le cap dans mavie.

Un phare est là pour me guider
Je l'aperçois au loin s'illuminer.
Il est brillant, seul dans l'immensité
Il est confiant, sait que je vais y arriver.
Il est confiant, je sens son amour vibrer.
Grâce à lui, je suis bien repartie
La pluie s'est enfin arrêtée et il ne reste que la rosée.
La tempête, elle aussi, est finie
Enfin ma vie va pouvoir exploser!

LAISSE MOI T'AIMER

Tu es ma vie, tu es mon homme
Tu es mon coeur et ma raison.

Sans toi, je déraisonne
Mais tu n'as pas toujours raison.

Je suis le miroir de tes désirs
Ecoute le reflet de ton empire.

Je suis la voie de ton destin
Si tu veux suivre ce chemin.

Mais je t'en prie, je t'en supplie
Lâche le cours de cette vie.

Je ne pourrais te suivre
Ma vie est à ce prix.

Si dans ton coeur une perle brille
Alors c'est moi qui y scintille.

Laisse moi t'éclairer
Laisse moi te guider
Laisse t'aimer

A toi de décider
Et sur ce nouveau chemin
Nous ne ferons plus qu'un.

MERCI

Merci aux gens
Merci aux vents
Merci aux anges
Merci pour moi
Merci pour eux
Merci pour vous
Merci à tous
Simplement merci d'être ici
Et d'y respecter la vie

PROTECTION

Mon chemin
Mon destin
Dans ta main
Hier, aujourd'hui et demain
Je deviens à jamais plus serein
Tu protège ma vie en ton sein.

NATURE SAUVAGE

Cascade d'eau vive, tu dévale la colline.
Tu déferle dans un abîme puis redeviens calme et tranquille.
Ça frétille, ça crapote; le héron a mit ses bottes
Pour pêcher en queue d'étang, les plus beaux poissons d'argents.
Des méandres tortueux, repartent en contre bas
Ils semblent encore si boueux, mais à quelques mètres de là
Un ruisseau reprend ses droits.
L'eau calmeet tranquille redeviens bulles agiles
Elles absorbent le soleil, elles absorbent les couleurs
Elles absorbent tous ce qui passent à leur portée
elles ont faim de liberté et laisse exploser leur gaieté.
Elles n'arrivent plus à s'arrêter ! C'est l'extase! Regardez!
Regardez les rouler! Même les poissons n'osent plus nager!
Ils attendent désespérément une accalmie dans ce tourment.

Et bientôt un saumon sauvage, n'écoutant que son courage
Se lance sans inquiétude dans ce monde d'incertitudes.
Un coup de queue, nageoire à droite, un coup de queue nageoire à gauche
Le voilà sorti de sa cachette et il se lance dans une nage sèche.
Pas le temps de dandiner, Monsieur l'ours attends son déjeuner.
La vie est rude dans ces contrées, il faut y être bien armée.
Si on ne veut pas se faire manger ou courir d'aure danger.

Chaque âme a sa place.
Il y a une place pour chaque âme.
Chaque âme doit se battre.
Pour y garder sa place.

MON COEUR SAIGNE

Tu me dis "mon coeur saigne".
Pour les gens qui souffrent, pour les gens qui doutent.
Qui sont malheureux ou loin de chez eux.
Mais crois tu que ce soit la solution?
Qu'avec ça ils vont aller mieux?
Un coeur qui saigne ne guéri pas.
Un coeur qui saigne meurt et s'en va.
Soit en certaine, c'n'est pas la bonne voie...

Dorlote le, aime le et chérie le et tu pourras faire quelque chose pour eux.
Pour tous ces gens qui sont dans le tourment.
Aime toi d'abord et tu pourra aimer les gens.
Aide toi d'abord et tu pourra aider les gens.
Guide toi dans ta vie et tu pourra guider les autres aussi.

Mais se connaître est compliqué quand on ne veut pas se regarder.
Notre mental est occupé à constamment nous déconcentrer.
Il faut se battre, se gendarmer, et surtout résister.
Les tentations sont grandes de se laisser glisser.
Ne fait pas cette erreur, c'n'est pas la route du bonheur.
Elle est pavée de bonnes intentions mais c'est se complaire dans le malheur.

Résiste et tu sera forte.
Résiste et tu ouvrira la porte.
Aux gens nécessiteux, aux plus malheureux, et même à tous ceux.
L'amour pur et désintéressé est le meilleur onguent pour tous ces gens.

Alors, si de toi, tu ne peux donner que ça, donne leur de bon coeur mais
oublie celui qui saigne et qui ne pourra donner que de la pitié.

ON A PILLE LA TERRE

Pollution, inondation
Déforestation, explosion.

Mais qui est à blâmer?
C'est notre sociéte.
C'est nous qui l'avons crée.
Pourrions nous nous en passer?
Personne ne veut l'avouer...
Mais il faut s'y préparer...

Les prochaines années vont être compliqués.
Cet astre merveilleux que nous sommes entrain d'achever.
Par nos vies trépidantes, trop riches et irraisonnés.
Nous avons créés une machine à tuer.
Il va falloir la déconnecter.
Avant de la voir exploser!

Pouvons nous encore aujourd'hui la sauver?
OUI! Il faut être nombreux et persévérer.

Arrêtons le gâchis, le trop, l'inutile.
Et tous ces instants futiles.
Gardons le nécessaire.
Juste pour vivre et ne pas s'en faire.
A quoi bon entasser dans nos greniers.
Des objets qui seront bientôt à jeter.

A quoi bon entasser chez les banquiers.
Des billets qui ne servent qu'à spéculer.
Restons simple et humble.
La nature nous le rendra.
Massacrons la jungle
Et elle nous jugera.

PERFECTION A L'UNISSON

Dans toutes les sociétés
Il y a des règles imposées.
Des lois et des obligations
Pour que ça tourne à la perfection.

Mesdames les fourmis
Dorment toutes dans le même lit.
Elles se déplacent en escadrons
Pour que ça tourne à la perfection.

Mesdames les abeilles
A tour de rôle se mettent en veille.
Elles ont réparties leurs fonctions
Pour que ça tourne à la perfection.

Et nous le genre humain
On a gardé nos deux mains.
Pour faire la ronde à l'unisson
Pour que ça tourne à la perfection.

On a rassemblé nos coeurs
Pour faire naître le bonheur.
Pour repousser le malheur
Pour que ça tourne sans raison
Et sans imperfections.

TOUT EST JUSTE

Un matin, tu te lève, et le monde a changé.
Tu n'y trouve ni amour, ni sécurité.
Les questions se bousculent, ton esprit est hanté.
Tes proches deviennent obscures et hors de ta portée.

Tu ne comprend plus, tu ne ressens plus.
Tu es mort vivant tout au plus.
Et alors que tu n'y croyais plus
Le bonheur te tombe dessus.

Une voix t'appelle, t'interpelle.
Elle insiste et persiste, tu résiste puis t'effrite.
Et voilà qu'elle existe, elle est là dans tes tripes.
Heureusement qu'elle insiste.

Et enfin tu t'écoute et laisse parler tes doutes.
Tu t'en veux! De quel droit! Tu as choisis ta route!
Et les autres? Pourquoi eux? Pourquoi tu les écoute?
Fais tes choix ! La vie est bien trop courte !

Tu choisis une direction au meilleur de ta raison.
Tu te concentre, tu as raison, il te faut de l'application.
Tout est juste quand on le fait de cette façon.
Alors rien ne pourra changer ta décision.

VIS TA VIE

Personne d'autre que toi
Ne peut connaitre ton moi.
Ton coeur est ton plus grand souci
Et ton corps ton meilleur ami.
Ecoute les tous les deux et ils sauront te rendre heureux.
Dans le parcours de ta vie, ton coeur va saigner, pleurer, chanter, aimer et détester.

Et ton corps, ce grand ressenti, te diras comment, pourquoi et pour qui.
Ecoute le bruit du vent dans les feuilles et ressens la caresse sur ta peau.
Regarde les nuages filer dans le ciel et ressens la fraicheur quand ils voilent le soleil.

Ton regard suit un papillon de nuit dans la clarté du monde endormi.
Et ton esprit s'enfuit, t'accordant un répit.
C'est ça, aimer la vie.

Donne lui ce qu'elle demande san poser de questions.
Et elle te rendra au centuple mille gratifications.
Mais ne cherche pas d'explications, elle seule a ses raison.
Tu n'as pas à les connaitre ! Tu suis ton intuition.
Elle est plus forte que ta raison.
Tu suis ta voix intérieure
Tu suis ta voie vers le bonheur.

ARBRE MAGIQUE

Au milieu de tes racines
Il y a ma famille d'hier et d'aujourd'hui.
Elle me suit et j'y puise mon énergie.

Et ce tronc
Trapu, centré et dense
Est la clé de mon essence.
Vaisseau de vie, vaisseau de sève
Tu y fais circuler mes rêves.
Tu m'emmène au paradis
Dans les branches de ma vie.
Et au nombre de tes ramifications
J'y vois de nombreux embryons
Qui véhiculent à l'unisson
L'amour au fil des saisons.

Chaque année ça recommence.
Et ça fait ça depuis la nuit des temps.
Et chaque graine que tu sème
C'est une histoire que tu entraine...

BELLE ENERGIE

Pour te prouver mon amitié
Je vais enfin recommencer.
Pour te prouver mon amitié
Dans ma vie, je vais avancer.
Mon coeur va se mettre à vibrer
Et mon corps va se reposer.
Mon âme va alors s'éveiller
Et mon mental va se calmer.
Je me maîtrise, je lâche prise
Ma tête se vide, je suis lucide.

Il faut combattre, il faut se battre.
Dans la vie, rien n'est acquis.
Mais j'entend au loin s'ébattre
Le grand coeur de mon ami.

Je veux garder cette amitié
Et pour elle, je vais respirer.
Dans cette épreuve, elle va m'aider
Et mes ailes, je vais déployer.
Et par miracles sous mes pieds
Une énergie va me lancer.
Belle, pure et immaculée
Je vais m'y abandonner.

Regarde, ça y est, j'ai réussie !
C'est formidable, je suis guérie ...

CREATURES DE DIEU

Nous sommes tous des créatures de dieu.
Chacun à sa place, son rôle, son identité et son avenir.
Chacun vit sa place, fait ses choix et agit à sa guise.
Chacun supporte les conséquences de ses choix au fil du temps.
Ne rendons pas responsable les autres de ce qui nous arrivent.
Règne animal ou végétal, tous n'est qu'un.
Nous sommes responsable les uns des autres.
Assumons nos différences, c'est notre force.
Assumons nos différences, nous sommes le tous.

Nous retrouvons alors nos dieux créateurs.
L'essence même de notre être nous sera révélée.
Ils nous diront à quoi nous sommes destinés.
Et nous serons à jamais de tous poids libérés.
Mais ne doutons pas, non, ne doutons pas de notre destiné.
C'est grâce à elle que nous pourrons avancer.
Arrêtez, écoutez, sentez, faites une pause.
Et votreesprit verra les merveilles du monde s'éclairer.
Sans l'ombre d'un doute, vous les aimerez.

Mais il faut lâcher prise à un moment donné.
Si on veut rencontrer la plénitude et la sérénité.
Faire confiance aux esprits tous puissants.
Faire confiance à son être spirituel.
Et entrer entièrement dans la foi.
Sans demander le pardon, le pourquoi.
Le temps ne se compte pas dans l'au delà.
Mais ici nous avons nos karmas.
Centrons nous sur le partage, l'amour et la compassion.
Et gardons nous de faire des comparaisons.

JE SUIS DIEU

Je suis dieu.
Dieu est en moi.
Je le sens, je le vois.
Je me sers de mes yeux
Pour le voir devant moi.
Dans mon reflet, je le vois.
Je me sers de mon coeur
Pour le sentir en moi.
Il est là, je le vois.

Je me sers de mon corps
Pour comprendre qui est là.
Et dans l'extase, je le vois.

Plus de doute dans mon esprit
Je sais qui je suis.
Plus de doute dans mon esprit
Je sais pourquoi je suis.
Et surtout pourquoi je vis.
Je vais le suivre, c'est écrit.
Il est mon meilleur ami.
Je vais le suivre, c'est écrit.
Je t'accueille mon ami.
Et je sais pourquoi je vis.
J'accepte ma destinée
Car c'est dieu qui m'a créé.
J'accepte ma destinée
Car elle me fait exister.
Je peux enfin tout partager.
JE suis dieu.
Rien de plus
Rien de mieux.

PRIERE AUX AMES

Par une chaude après midi d'été,
je suis partie me promener.
Nous étions bien dans ma forêt,
avec mon chien sur les chemins.
Des gouttes de pluie y sont tombées,
elles étaient douces et parfumées.
Nous étions bien accompagnés,
Sur les chemins de nos destins.

A haute voix, j'ai demandé que mes prières soient exaucées.
Aux âmes défuntes, j'ai demandé protection, aide, sérénité.
La lumière pâle était brouillée, semblait chargée de vérité.
Nous étions bien dans ma forêt, avec mon chien sur les chemins.

Vous qui voyez de l'au delà
Tous mes efforts dans mes combats.
Si vous voulez guider mes pas
Dans la lumière de l'esprit sain.
Je suis ouverte à tous débat
Je crois en vous, n'en doutez pas.
Je vous attend, je reste là
Je serais là jusqu'à demain.

Vous êtes mes guides, mes avocats, et encore plus que tous cela.
Je ne veux plus rester comme ça, je veux changer devenir moi.
Aimer les êtres de ci de là, soigner les âmes de l'au delà.
Si vous voulez guider mes pas, dans la lumière de l'esprit sain.

RATATOUILLE

La vie, c'est comme une ratatouille.
Elle ressemble aux ingrédients que l'on met dedans.
Chacun a sa place, dosée avec minutie.
Si on veut qu'elle soit réussie.
Si on l'aime pimentée, il faut l'agrémenter.
Si on l'aime colorée, elle devra s'adapter.
Si on aime la gaieté, elle devra mijoter.
Pour nourrir avec complicité notre grande tablée.

Les oignons te feront pleuré pour que tu reste concentré.
Et en petits cubes tu dois couper, il te faut t'appliquer.
Et alors tu sera récompensé de ta peine et de tes heures passées.
Des louanges te seront accordées par des papilles finement aiguisées.

Légumes du soleil, légumes d'été.
La vie s'émerveille devant tant de beauté.
La tomate rouge écarlate.
Le poivron rond si mignon.
L'aubergine presque androgyne.
La courgette, elle, si coquette.
Mille facettes, mille recettes.
La ratatouille, c'est comme la vie.
Une belle découverte.

ROSE

Rose comme la couleur.
Energie d'amour et de tendresse.

Rose comme la fleur.
Symbole de regénération et de jeunesse.

Compromis harmonieux entre le rouge et le blanc.
C'est la couleur romantique de tous les amants.
Elle laisse circuler les sentiments
Dans le coeurs, sans plus de tourment.

Si tu es triste, elle te console.
Si tu es gaie, elle s'envole.
Porte la sur une étole
Si tu l'enferme, elle s'étiole.

Une petite fille a les joues roses.
Les amoureux voient le vie en rose.
A sa maman, on offre des rose.
Même dans l'océan, ily a des roses.

Rose rouge, rose blanche, rose rose.
Le poète la cherche dans ses proses.

PETITE VOIX

Mais comment j'ai fais?
Mais comment j'ai fais ça, dites moi?
Je couche des mots sur le papier
Mon crayon ne peut s'arrêter.

Quelqu'un le guide, lui parle, et il s'exécute, tel un petit soldat bien entrainé.
C'est comme un ruisseau qui prend sa source, doucement, tranquilement, dans un coin perdu, inconnu de tous.
Il serpente et s'amplifie, devient une rivière claire et fière.
Elle a reprit sa place dans son lit.
Elle est unique et pourtant si ordinaire.
Elle charrie des mots, des rimes, et des couplets.
Elle charrie des émotions, des larmes et des regrets.

Mais aussi tellement d'amour qu'il faut parfois l'arrêter pour qu'elle reprenne ses esprits, et le cours de sa vie.
Elle est en moi.
Elle est en vous.
Il faut juste l'écouter, c'est tout.

AOUT 2016

RETROUVAILLES

N'ai pas peur, laisse aller ton coeur. Fais confiance à ton intuition, regarde en toi, au plus profond.

Il y a une âme qui t'attend depuis longtemps. C'est une petite lumière. Si petite que tu l'oublie. Réveille toi, réveille la! Donne lui la place pour qu'elle s'étale, croisse et s'éparpille. Elle n'attend que ça!

En respirant profondemment, tu vas la voir s'étendre. Une onde va envahir ton corps et une douce chaleur va se répandre tranquilement. C'est elle qui arrive. Laisse la venir... Respire lentement pour que toutes les cellules de ton corps se laissent submerger. Ton esprit n'est plus actif. Il est en lévitation pendant que ton corps s'embrase de cette lumière douce et tiède.

Elle te répare, te guérie, te comprend, te pardonne et te guide.

Cette âme est la tienne! Elle t'a choisit pour accomplir son karma. Depuis bien longtemps, tu l'as oublié, délaissé, mal aimé... Accorde toi le pardon, ici et maintenant. Car aujourd'hui, c'est fini...

Vous vous êtes retrouvés. Vous avez fusionné. Et tout va changer.

Laisse la prendre sa place en toi et vous ne ferez qu'un. Elle devient toi. Tu deviens elle. Et ta vie va changer. Tu vas écouter cette petite voix. Ta lumière à toi qui sait ce qui est bon pour toi. Fais toi confiance pour réaliser tes rêves. Enfin! Ce qui te fait du bien!

Relâche les vieux schémas et n'écoute pas les rabats joies.
Sort des sentiers battus et navigue à vue.
Rien ni personne ne doit t'empêcher de vivre ta vie.
Ton bonheur est là entre tes mains.
Ne réflêchie pas, va y à l'instinct!

JE REVE DE MA VIE

Astre de nuit
Etoile de mes envies
Formation de galaxie
Mes rêves m'entrainent dans l'infini
Du plus grand au plus petit
Je les sens et je les vis.

Je suis aujourd'hui
Au plus fort de ma vie
Sur la route de mes supplices
Je redécouvre et je revis
Du plus grand au plus petit
Du démon au bon génie.

La lune qui luit
Au milieu de la nuit
Eclaire mon chemin de vie
Elle m'entraîne dans une galaxie
Du plus grand au plus petit
Tous les astres sont réunis.

Guides dans l'infini
Ils retombent dans l'oubli
Si j'ai peur de mes supplices
Mais enfin mon courage me suit
Du plus grand au plus petit
De mes rêves ma vie jaillit.

VIE ACTIVE

Plage horaire et agenda
Pause, planning et encas
Réunions, rapports et compte rendus
Turlututu chapeau pointu!

Nounou, garderie et vie privée
Comment j'fais pour tous gérer
En gardant ma sérénité!

Mon coeur doit rester pur
Et mon esprit vraiment très sur
Pas le moindre faux pas
Pas le temps pour ça!

Pas d'erreur, pas d'oubli
Ce serait trop de soucis!

CHOIX

Dans ma maison au fond des bois,
je cherche ma vie et le pourquoi.
Mais les réponses, j'les voyais pas
Et je repartais au combat.

Un beau jour, j'sais pas pourquoi,
J'ai dit stop, c'est pas pour moi.
Y en a marre de cette vie là,
Des solutions, il y en a.

Et puis j'ai découvert la foi,
En mon coeur, pour la première fois.
Une amie a guidé mes pas,
M'a dit n'est pas peur, je suis là.

J'ai reconstruis un nouveau moi.
J'ai crée mes nouvelles lois.
Je ne repars pas au combat,
Je reste libre, et pourquoi pas?

Faire ses choix
Dans sa foi
Dans sa vie
C'est écrit.

COMMENT TE DIRE

Même avec mon coeur,
Même avec mon corps,
Même avec toute la tendresse du monde,
Je ne sais comment te dire
Comment t'exprimer
Mes sentiments les plus secrets.

Ceux qui m'entourent de chaleur,
Qui me consument dans leur flamme,
Qui m'enveloppent dans leur ronde,
Qui ne savent comment te dire
Comment t'exprimer
Leur amour le plus parfait.

Ils ne connaissent pas la peur,
Ils ne pèsent pas un gramme,
Ils s'arment de leur fronde,
Et finissent par te dire
Se mettent à hurler
Leur amour pour l'éternité.

CONTACT D'AME

Par un matin ensoleillé,
J'étais en chemin pour travailler.
J'ai croisé un camion de pompier,
Il allait vite, pied au plancher,
Pour a tout prix l'âme sauver.

Mais son aura m'a parlé,
Quand sur la route, on s'est croisé.
Un grand frisson m'a traversé,
Il était froid et résigné.

Sans peine, sans peur, sans s'accrocher,
L'âme voulait juste là haut monter.
Car dans cette vie, elle a compris,
Qu'elle n'aurait pas le paradis.

De l'autre côté, elle doit passer,
Pour reconstuire une identité.
Elle doit choisir un nouveau corps,
Pour te chercher encore.

Elle seule décidera
De sa prochaine voie.
Pendant ce temps, dans le monde entier,
L'histoire de l'homme continu à tourner.
Pour qu'enfin notre monde puisse être sauvé
Et la vérité enfin dévoilée.

VIVRE SIMPLEMENT

Que se passe t il aujourd'hui?
Je suis entourée de papillons.
Les nuages forment des coeurs.
Le bleu du ciel n'a jamais ete aussi pur et profond.
Un nouveau monde s'installe autour de moi,
Avec amour, compassion et plein de joie.

Le temps n'est plus le même, impalpable, il m'entraîne.
Jours et nuits se confondent dans mon esprit.
Mon âme a reprit les rennes.
Elles sait ce qui est bon pour moi.
Elle saura me guider dans ma foi.
Le lâcher prise est la meilleur solution
Dans ce genre de situation.

Le passé est le passé, il n'y a pas de regret.
L'avenir est loin devant, ça ne doit pas être un tourment.
Juste se focaliser sur le moment présent.
Juste réaliser avec les meilleurs sentiments.
Tout est juste, tout est là dans l'instant.
Ne pas se projetter, vivre simplement.

URIEL

Tu es revenu dans ma vie.
Tu as chamboulé mon esprit.
Une force vers toi m'a poussé.
Il m'a fallut l'accepter.

Au début j'n'ai pas tout compris.
Tu m'as aidé, tu m'as suivi.
Tu m'as permis de décoder
Ma petite voix ensommeillée.

Lumière de dieu, tu es mon guide.
Tu ouvre en moi un beau grand livre
Pour qu'enfin je puisse aider
Une partie de l'humanité.

Tu es le prince du soleil
Réincarné en ma Muriel
Tu es le prince du soleil
Je te suivrais jusqu'au ciel.

Tu es revenu dans ma vie.
Tu as chamboulé mon esprit.
Ma douce et belle Muriel,
Maintenant, j'ai bien compris.

Nous sommes unis pour la vie.
Nous sommes unis dans la galaxie.
Plus qu'une amie, je te dis,
Une soeur de coeur et d'esprit.

LE TEMPS

Le temps s'écoule inexorablement.
Le temps s'écoule inéluctablement.
Il passe simplement.

Ne le retiens pas.
Ne l'arrête pas.
Apprivoise le.
Si tu le peux.

Il travaille pour moi.
Il travaille pour toi.
Il travaille tout le temps.
Se joue de l'éternité,
rigole du passé.
Son avenir est déjà tracé.

Il prend ses marques dans le présent.
Il ne sait plus d'ou vient le vent.
Et pourtant, il est grand temps,
De lui montrer la réalité.
A des extrèmes, il faut le plier.
Ne plus le laisser s'imposer.
Prendre la vie du bon côté.

Il ne dirigera plus nos vies,
Car nous avons enfin compris.
Le temps n'est pas notre ennemi.
Il est juste seul et incompris.

FEMINITE SACRE

J'ai perdu ma féminité.
Loin en moi, je l'ai refoulé.
Je l'ai masculinisé.
Sans même m'en apercevoir,
J'ai enterré tous mes espoirs.
Je ne voulais plus la voir.

Comment faire pour la retrouver?
Cette sacré féminité!
Comment faire pour la retrouver?
Je voudrais pouvoir l'aimer!

Mon âme me demande de la sauver,
Et de la faire s'exprimer
Au delà de toute beauté.
Je me regarde dans un miroir,
Et je n'ose à peine y croire.
Je n'ai fait que mon devoir.

A la face du monde elle va jeter
Sa magnificience la plus sacré,
Toute vêtue de tulle doré.
Et par le plus grand des hasards,
Je retrouve tous mes espoirs
Que je ne voulais plus voir.

J'aime ma féminité sacré.
Alors je peux m'aimer.

GRAAL

Chacun dans sa vie cherche son chemin.
Chacun dans sa vie cherche son destin.
Un objet a se raccrocher.
Un ami a qui se confier.
Un monde a qui s'identifier.
Même un rien pour nous enchanter.
On en a besoin.
Nous sommes des humains.

Trouver la paix au bout du chemin.
Trouver la paix dans notre destin.
On a besoin de se relier.
Les uns aux autres pour s'aimer.
Apprivoiser notre spiritualité.
Et accepter notre passé.
C'est un vrai soutien.
C'est notre plus grand lien.

Il est bien là, notre beau chemin.
Il est bien là, notre vrai destin.
Enfin, nous avons trouvé.
La clé de notre destinée.
Elle était bien cachée.
Dans un coin de notre grenier.
Ce n'est pas bien malin.
Mais c'est le destin.

LA PETITE REINE

Cheveux aux vents sur les chemins,
le regard franc, l'esprit serein,
Tous les muscles sont concentrés,
Avant la ligne d'arrivée.

Pas le temps de flemmarder,
Pas le temps de jacasser,
Surveiller le pédalier,
Sans aller dans le fossé.

La victoire dans le combat,
C'est savoir pourquoi on s'bat,
Sans se laisser détrôner,
Du podium bien mérité.

Les soldats de cette armée,
Se livrent bataille dans l'amitié,
Jouent leur titre chaque année,
Pour une folle envie d'gagner.

Et ce sera le plus malin,
Qui gagnera soyez certain,
Ces adversaires seront bien fièrs,
D'avoir couru dans cet enfer.

METAMORPHOSE

Ruban bleu, ruban jaune, ruban rose
Ils s'envolent, tourbillonnent comme une prose
Sur ta tête ils s'emmêlent et se posent
Dans ta tête chassent les idées moroses.

Dentelle fine, tulle fragile, ballerine
Jupette courte, bas résille, la coquine
Une poupée au visage angevine
La beauté sous ton masque je devine.

Petits pas, entre chat et voilà
Attend moi pour aller au delà
J'veux danser avec toi dans tes bras
je veux rire avec toi aux éclats.

Croque la vie à tout prix, je t'en prie
Montre moi le pourtour de ta vie
Je serais à jamais ton amie
Je suis là, si tu en as envie.

Ruban blanc, ruban noir, ruban rose
Il est temps de vouloir autre chose
Dans ta vie sois bien ferme et impose
Tes idées et ta métamorphose.

NUAGES D'ESPOIR

Gouttelettes en suspension
Neige ou glace en formation
Ils attirent l'attention
Par leur imagination.

Messages d'espoir de nos défunts
Comme un message entre nos mains
Qui nous relie au dieu divin
Pour nous montrer le bon chemin.

Cirrus, stratus ou cumulus
La mystère n'est pas résolu
Mais avec des sous entendus
Les réponses sont bien ambigus.

Il nous faut être des fins limiers
Pour arriver à décoder
Sans faire d'erreur ni se tromper
Et ne pas se faire foudroyer.

Sachez pourtant qu'un certain soir
Comme un instant rempli d'espoir
Vous vous verrez dans un miroir
Abandonner vot' désespoir.

JE T'AIME

Dans la clarté de la lune
Sous la voûte éclairée
La petite chouette hullule
Pour nourrir ses bébés.

Dans le panache de la brume
Silhouettes découpées
La rosée forme des bulles
D'une étrange puretées.

La nuit se consume
Dans ce monde apaisé
Alors qu'au crépuscule
Nous étions fatigués.

Dans la clarté de la lune
Sous la voûte éclairée
Je t'aime, je te l'aasure
Je ne peux le nier.

IL EST TROP TARD

Il est trop tard pour regretter.
Il est trop tard pour se venger.
Il est trop tard pour s'énerver.
Tout ça c'est bien fini
ça ne fait plus parti d'ma vie.
je reste ici, enfin, je suis
Je viens d'trouver mon paradis.
De bon gré, il m'a accueilli
Je n'ai plus qu'à lui dire merci.
Pas de rancoeur mais pas d'oubli.
C'est un tout, ça en fait parti.

Il est trop tard pour critiquer.
Il est trop tard pour balancer.
Il est trop tard pour se juger.
Tout ça c'est bien fini
Chacun reprend l'cours de sa vie.
Je pars là bas, enfin je suis
Sur le chemin d'mon paradis.
Je sais qu'j'y serai accueillie
Avec mon coeur j'vous remercie.
Pas de rancoeur mais pas d'oubli
Que du bonheur, je suis partie.

SEPTEMBRE 2016

JE N'AI PLUS PEUR

Je n'ai plus peur de l'avenir
Ni de mon devenir
Entre tes mains je remets ma vie
Prend la je t'en supplie
Je n'aurai plus besoin de mentir
Ni de ne plus sourire
Entre l'enfer et le paradis
Prend les rennes de ma vie.

Je n'ai plus peur de mon destin
Il a choisi mon chemin
Il m'a fait monter dans le train
Sans rien attendre de demain
Je n'aurai plus besoin de rien
il a calmé mon chagrin
Il m'a entouré de tous ses liens
Sans rien attendre en son sein.

Je suis sereine, je serai reine
Reine de ma vie, reine sans peine
Peine perdue, j'y perd la vie
Celle qui d'ici n'est pas ma vie
J'ai retrouvé ma destinée
Celle qui m'a tellement fait rêver
je n'ai plus peur, je suis sereine
Dans le bonheur, je serai reine!

TOUCHE PAS A MA CARAPACE

Toutes griffes dehors, canines bien aiguisées,
Je défend mon confort, pour bien me protéger.
Ce n'est pas du réconfort que j'attend de la vie.
Je dois faire des efforts pour gagner mon paradis.
Je me forge une armure pour pouvoir résister.
Elle est vraiment trop dure pour pouvoir avancer.
Trouver la bonne allure dans cette galaxie,
Est la voie la plus sure pour gagner mon paradis.

Pour ça je dois lâcher prise.
N'accepter aucune emprise.
Avancer mon entreprise,
Au plus fort de la crise.
La confiance est de mise,
Sans même une entremise,
J'accepte la solution
Plus forte que la raison.

La bataille a durée et a assez durée.
Je dois jeter les clés et ouvrir mes idées.
Le monde est éclairé par plein de sainteté,
Il faut l'éclabousser de tous ses chevaliers.
Pour que cette solution gagne sur la raison,
Et pour que nous puissions vivre notre passion.

FRELE POMMIER

Dans mon verger, cet été, il y a un beau pommier.
Si les autres n'ont pas de fruits, lui, en est garni.

Mais pourquoi me direz vous? Pourquoi lui et pas nous?
Parce que lui n'est pas jaloux de ce que vous avez vous!
Vous avez la santé et la sérénité
Lui est maigrelet et un peu défeuillé.
Une bonne situation en toute saison
Lui est esseulé, au bout du verger.

Pourquoi me direz vous? Pourquoi lui et pas nous?
Parce que lui n'est pas jaloux de ce que vous avez vous!
Mais sa petite santé ne peut pas tout accepter.
Il doit choisir avec raison la meilleure situation.
Ne pas s'emberlificoter et tomber dans l'excés.
Alors son destin va lui montrer son chemin.

Pourquoi me direz vous? Pourquoi lui et pas nous?
Des pommes vont tomber pour pouvoir l'alléger.
Et celles qui vont rester seront les plus sucrées.
Et quand à la moisson, les récoltes se feront
Le cidre sera bouché et les tartes mangées
Et alors son destin aura été le plus malin.

COLLIER D'AMOUR

Oublier les soucis, oublier la nuit. Tu vas regarder avec les yeux de ton coeur.

Ta respiration longue et profonde t'amène sans raison une onde de bonheur.

Ton esprit s'évade au delà des collines. Il est calme et tranquile, il s'endort aux matines.

Tes poumons laissent entrer un air vivifié par chaque note égrenée sur des notes perlées. Et c'est un collier qui lentement se forme dans ton corps qui s'endort et qui s'évapore. Tu flotte, tu largue les amarres et du haut de la vigie, tu t'enfuis. Voilà ton paradis!

C'est une belle énergie qui t'emplis. En respirant profondemment, tu rayonne tendrement et chaque note perlée dépose en toi le trésor le plus précieux qui soit : l'amour.

L'amour qui fait vibrer les coeurs, l'amour qui amène le bonheur, l'amour de toutes les couleurs, de toutes les valeurs, et de tous les honneurs. Il est unique et si magique. Garde le bien au creux de ton coeur bien heureux. Garde le, retiens le, ne laisse personne le malmener. Tu en es responsable. Tu dois te gendarmer pour le protéger.

Ne ferme pas la porte, écoute ce qu'il te dit. Il te guide dans ta vie. Te montre, te conduit sur une route parsemée d'amis. Reçois ce cadeau comme le plus grand trésor et il te sera le plus grand réconfort.

Il soignera tes blessures encore. Il calmera ton esprit trop fort. Mais tu dois t'aimer d'abord.

UNE LIONNE

Dans ma tête ça bouillonne.
J'me débat comme une lionne.
Je suis trop tatillonne.
Je me prend pour une championne.

Dans mon coeur, ça transpire.
J'veux pouvoir accueillir.
Sans même défaillir.
Le plus celeste empire.
Je veux juste obéir.
Dans un demi soupir.
De mes rêves vont jaillir.
Un magnifique empire.

La beauté recueillir.
La fierté l'envahir.
La richesse rejaillir.
Sur tout le saint empire.

Dans ma tête ça bouillonne.
J'me débat comme une lionne.
Je suis trop tatillonne.
Pour qu'enfin je rayonne.

FRISSON DE VIE

Ma conscience est enfin apparue au bout de la rue.
Toute surprise, je me suis battue et elle a disparu.
J'ai repris mon calme et mon feu est revenu.
Elle s'intégre en moi, comme un dieu que je suis devenue.

Celle qui monte très haut dans le ciel et qui s'émerveille.
La beauté est remplie de miel de nos belles abeilles.
Et l'amour recherche toujours la perfection d'un jour.
Et la rose à la fin du jour me donne tout son amour.
Et l'oiseau dans le ciel d'un battement d'aile.
Suit la belle caravelle dans le couchant du soleil.

Je reçois une onde magnétique jusque dans les tripes.
Elle secoue toute ma dynamique et me rend plus tonique.
Une chaleur traverse mon coeur et c'est le bonheur.
Je reçois un cadeau du ciel d'un battement d'aile.
Et d'une vie spirituelle, je retrouve mes ailes.

ETRE DE LUMIERE

J'ai decouvert que je suis un être de lumière.
Toute petite, je sentais unique.
En décalage dans ce drôle d'univers.
En décalage, je ne savais que faire.

J'ai suivi un beau chemin éclairé de lumière.
Il était tout simple et bien pratique.
En décalage et extraordinaire.
En décalage, je ne savais que faire.

Mais aujourd'hui, tous s'éclaire.
Dans ma tête, dans mon corps, tous s'affaire.
Une renaissance en moi se déploie.
Des ailes de papillons je vois.
Mon esprit est libéré et je recommence à rêver.
Mon coeur est soulagé et je réapprend à aimer.
Je suis unique, rien n'a changé.
Je dois apprendre et accepter.
Car dans ma vie tous va changer.
Pour le bien de l'humanité.

JOURNEE D'ETE

Par un matin ensoleillé
J'étais en chemin pour travailler.
J'ai croisé un camion de pompier.
Il allait vite, pied au plancher.
Pour à tout prix l'âme sauver.

Mais son aura m'a parlé
Quand sur la route on s'est croisé.
Un grand frisson m'a traversé
il était froid et résigné.
Sans peine, sans peur, sans s'accrocher
l'âme voulait juste là haut monter.
Car dans cette vie, elle à comprit
Qu'elle n'aurait pas le paradis.
De l'autre côté elle doit passer
Pour reconstruire une identité.
Elle doit choisir un nouveau corps
Pour te chercher encore.
Elle seule décidera
De revenir là!
Elle seule décidera
de sa prochaine voie!
Pendant ce temps là, dans le monde entier
L'histoire de l'humanité continue à tourner.
Pour qu'enfin notre monde puisse être sauver
Et la vérité enfin révélée.

JOLIES ENVIES

J'ai une cruelle envie.
Envie de tout plaquer.
Envie de tout claquer.
Envie de massacrer.
Celle que j'appelle ma vie.

Il me faut m'imposer
Et même m'interposer.
Il me faut sans juger.
Trouver mon paradis.

Mon coeur a explosé
Mon âme a débordé
Je me suis retrouvée
Aux portes de mes envies.

Envie de m'exprimer.
Envie de rassurer.
Envie d'encourager.
Les âmes les plus jolies.

MONTRE MOI

Ma plus grande qualité, c'est d'être trop pressée.
Mon plus grand defaut, c'est d'être comme il faut.
J'ai du mal à suivre le fil de mes pensées.
Elles sont constamment entrain de changer.
Comme des stations de radio, le son est bien trop haut.
Je me bat corps et âme pour arriver à un compromis bien accepter.
Et moi, je suis bien trop pressée.
Trop pressée d'y arriver.
Je ne suis pas seule sur ce bateau.
Et je n'dois pas tomber à l'eau.

Car ma responsabilité aujourd'hui est engagée.
Dans cette vie, nous sommes reliés.
Par nos âmes et nos passés.
Chacun doit prendre le temps de s'adapter.
Aller trop vite, c'est trébucher et puis se noyer.
Mais pour certain, c'est une nécessité.
Pour qu'enfin ils acceptent la réalité.

Mes vies passées n'ont pas été jolies.
J'ai du trouver un compromis.
Pour revenir dans cette vie.
Me pardonner et c'est ainsi.
J'ai découvert en mon esprit.
Qu'il pouvait être mon ami.
Je dois l'écouter, c'est promis
Montre moi ma vie.

OCTOBRE 2016

FAIS TABLE RASE DU PASSE

FAIS TABLE RASE DU PASSE

Envole toi, déploie tes ailes. Elles sont belles, fines et translucides. Les rayons du soleil les traversent pour mieux réchauffer ton corps de déesse.

Ton cou se tend vers l'avenir qui t'attend et te soupir.

Enfin tu le rejoins et tu accepte ton destin.

Et tu laisse derrière toi, presque malgré toi, tous tes karmas, tes peines et tes regrets, tes doutes et tes envies, tes peurs et ta folie.

Tu rejoins le moment présent, tu accepte tes sentiments du moment. Et dans un effort de volonté, tu fais table rase du passé. Tu ne veux plus en entendre parler, ni t'y accrocher. A quoi bon, c'est du passé.

L'important,c'est aujourd'hui. Et la folie de ton esprit cherche déjà ce que sera demain mais entend bien, entend moi bien! L'important, c'est aujourd'hui, là, maintenant. Trop tard! C'est déjà passé et oublié!

Un nouveau moment, nouvel éclair de génie, nouveau bonheur de la vie, et te voilà guérie.

Rien ni personne ne t'appartient, tu es en transition sur cette terre, une étape dans la dualité du monde. Profite de cette expérience, profite de cette richesse spirituelle qui frappe à ta porte. Cette nourriture de l'âme la plus riche et sincère te guérie de toute maladie si tu la prends comme une amie et la partage toute ta vie.

NOVEMBRE 2016

NOUVEAU MONDE

Des vagues perpétuelles comme infini dans le cours de la vie.
Des vagues éternelles comme arrondies pour être plus jolies.
Des perles translucides qui reflètent ta vie.
Des perles si lucides qu'elles te montrent l'oubli.

Oubli du passé, guérison des péchers
Oubli du passé, pouvoir de la vérité.
Oubli du passé pour tous recommencer.

Tes dettes karmiques sont déjà nettoyées.
Et dans ce nouveau monde, comme un nouveau né
Tes ailes, ton coeur et ta sérénité tu vas déployer.

Ce grand manteau de soutien et de compassion
Va recouvrir toutes les nations et sans distinction
Sans discrimination, l'univers se réglera au diapason.

La même note, le même rythme, le même refrain.
Pour que chacun se retrouve enfin.
Et que, unis, nous allions vers demain.

KARMA REPARE

Toi mon ami
J'ai découvert aujourd'hui
Que dans une autre
Nous étions ennemis.
Je t'ai prit ta vie
Dans un duel sans répit
Pour un amour infini
Et une belle amie.

Mais tu as accepté
Dans mon cercle doré
De me pardonner
Et de tout effacer.
Tu m'as redonné
Une belle amitié
Et tu m'as confié
Tes plus profonds regrets.

Tes pensées impures
Sont devenus sur.
Et tous tes parjures
Sont dans la nature.
Nous sommes quitte
Tu peux quitter mon cercle
Et profites
D'une amitié concrête.

APPEL AU SECOURS

Tu bloque, tu butte, et tu débloque.
Tu cours, tu file, mais au secours.
Dans toute cette comédie,
Dans toute cette infamie, tu t'es menti.
Dans toute ta vie, il y a le paradis.
Ouvre les yeux, je t'en prie,
Ecoute un peu ces bruits
Qui rentre dans ton coeur meurtri.
Ils apaisent tes larmes de vies.

Tu chute, tu change, et tu rechute.
Tu cours, tu file, mais au secours.
Dans toutes tes décision, tu perd la raison.
Dans toutes tes émotions, tu cherche le pardon.
Dans toute ta vie, il y a la passion.
Ouvre les yeux, non de non!
Ecoute un peu le papillon.
Sens le bonheur dans sa maison
Qui rayonne de belle façon.
Il apaise ton âme brouillon.

Tu cherche, tu trouve et tu recherche.
Tu cours, tu file, mais au secours.
Dans ton coeur, tu as enfin compris.
Dans ton coeur, tu as enfin senti.
Dans toute ta vie, il y a le paradis.
Ouvre les yeux, je t'en prie.
Ecoute un peu tes amis.
Sens la chaleur apaiser tes nuits.
Elle te rend forte et te conduit
A la porte de ton paradis

ARC EN CIEL

Ta vie est un arc en ciel permanent.
Qui déploie devant tes yeux ses couleurs flamboyantes.
Qui te montre le chemin et guide tes mains.
Surfe sur la vague et écoute ses messages.
Ils te diront, ils te chuchoteront les paroles sages.
Les paroles justes qui ouvriront ton coeur.
Ecoute ce que te disent les couleurs.

Je suis violet, esprit de toute puissance, amour et sagesse. Esprit de sacrifice et don de soi, amour spirituel et délicatesse. J'apporte l'apaisement, l'obéissance et la soumission. Je déploie ma conscience cosmique et ma connexion divine.

Je suis l'indigo, esprit force et de royauté. Je rayonne la spiritualité.

Je suis le bleu, couleur du mental, de la vérité et de la pensée. Symbole de l'espace, je représente paix et sérénité.

Je suis le vert, couleur de l'espoir, de la jeunesse et de la nature. Je calme les esprits et j'aide à la guérison.

Je suis le jaune, joyeux, dynamique et tolérant. Je t'apporte la spiritualité et l'éternité divine. Je suis le soleil de ta vie.

Je suis le orange avec mon énergie et mon équilibre, tonique et positif. Je favorise la digestion et le bien être. Symbole de fidélité et de tempérance.

Je suis le rouge aves ma force vitale, ma fougue et ma puissance. Stimulant et excitant, attention aux dangers. Je suis la couleur de ton âme et de ton coeur.

Mélange la palette au gré de tes humeurs, pour harmoniser la musique de ton coeur. Chaque note aura des reflets pastel qui rempliront les vides de ton ciel. Couleur de la vie, couleur de l'espoir oû il n'y a ni blanc, ni noir...

BROUILLARD

Laisse aller ton corps. Il est lourd. Relâche tes muscles, un par un. Tu t'enfonce dans le fauteuil. Et ton esprit se calme, se repose. Il prend un moment de liberté et se retrouve comme transporté.

Au milieu d'une forêt dense et protectrice. Elle t'ouvre ses bras et t'accueille avec délice. N'ai pas peur. Elle t'attend depuis longtemps. Une belle allée devant toi se faufile loin au delà. Mais des écharpes de brouillard te masquent la destinée. La direction est soudain brouillée.

Tu dois avoir confiance et avancer pour qu'enfin ce voile de doute et d'insécurité se transforme en certitude et en priorité.

Regarde autour de toi, les arbres te protègent, te soutiennent et t'entrainent sur ce chemin qui devient tien. Ils ont confiance en toi, connaissent tes capacités mieux que toi car ils entendent ta petite voix. Eux, ils sont en toi. Laisses les te guider. Ecoute les te parler. Et en toute saison, ils te guideront.

Chaque brin d'herbe, chaque feuille, chaque fleur, chaque cellule végétale qui t'entoure fait parti de l'univers entier que tu as crée il y a bien des années. Bien du temps est passé et tu as oublié à quel point cet univers est le tien. Et, c'est perdu dans le brouillard que tu retrouve enfin la mémoire. Sans regarder au loin, Tu t'oblige à te centrer enfin. A profiter du moment présent sans boulverser ta vie.

Laisse à l'univers ce soin la! Laisse le prendre soin de toi! Lui seul sait ce qu'il y a là bas, au bout du chemin, après le brouillard. Tu n'as pas à le savoir, ça ne te sert à rien. Le moment présent, maintenant, ici, là, c'est l'important.

Sur ce chemin brumeux, tu marche. Un pied devant l'autre, tu avance sans forcer, au rythme de ton coeur qui bat et qui t'entraine pas à pas. Et toutes les rencontres que tu y feras seront orchestrés par le grand orgue de la vie pour te conduire , toi l'être divin, vers ton avenir.

Regarde bien en chemin. Ouvre tes yeux, et ton coeur, et accueille ce que tes anges gardiens veulent bien te donner en souvenirs.

Ne rebrousse pas chemin, il est trop tard. Regarde devant toi et ouvre toi. Soit forte, soit juste, soit droite et rien ne pourra, non, rien ne pourra te dévier de ta route, de ton chemin, de ta foi.

DONNE TA VIE A LA VIE

Ecoute,écoute cette histoire. Histoire du don de soi, don de la vie pour la résurection et l'espoir.

Une fleur naît au printemps, éclos doucement puis se fane lentement. Elle à donné sa vie pour éclairer ta vie. Pour sortir de l'oubli, elle était bien jolie. Mais point de désespoir, ne broyons pas du noir, car elle se rabougrie, se rapetisse et flêtrie pour retourner sans pitié à la terre mère qui l'accueille et la vénère. Elle sait depuis la nuit des temps que, bientôt, un nouveau jour viendra pour elle de revêtir ses plus beaux atours et de repartir donner de l'amour.

Petite feuille verte pâle et flêtrie sort du bourgeon encore endormi. Elle croît au printemps et d'un beau vert luisant nous protège l'été de la chaleur arrivée. Et par un beau matin d'automne, malgré une rosée qui frissonne, elle quitte sa branche protectrice pour rejoindre la matrice. Transformée puis absorbée, elle se reconstruira pour un nouveau cycle, une nouvelle vie, un nouveau karma.

La petite abeille qui vient de naître a choisit sa route sans plus aucun doute. Elle doit de dépêcher, voler, loin, trés vite, pour ramener le pollen et l'eau et protèger sa société. Ses jours sont comptés, alors elle reste concentrée et rien ne pourra la dévier de sa destinée. Elle perdra sa vie s'il le faut, sans état d'âme, sans se préoccuper. Pour ses soeurs, sa reine mère et toute sa descendance, pour la destinée de son essaim, elle doit sa vie, c'est certain.

Et nous, les humains? Quel est notre chemin? Donnons nous notre vie à l'amour et au soutien? Sommes nous ouvert à notre prochain pour partager nos destins? Avons nous dans nos coeurs une bonne place pour le bonheur?

Donne ta vie à la vie avant qu'elle ne s'enfuie...

ORCHESTRATION DE L'UNIVERS

Deviens consciente de ce que tu es, de tes qualités, et même de tes défauts.

Tu vas travailler pour évoluer. Laisse toi le temps de t'accepter, de changer, de t'améliorer.

Cherche le petit enfant en toi. Celui qui rêvait, qui s'emerveillait, qui s'impatientait à devenir grand, à devenir adulte avec ses rêves d'enfants.

Sur la route, il les a perdus. Aujourd'hui, tu vas l'aider à les retrouver. Et pour que ses rêves deviennent ta réalité, tu vas te transformer, te conscientiser.

De toutes tes vies passées, ton énergie tu vas retrouver. Et si des évènements tragiques s'y sont déroulés, dans la flamme violette tu vas les transmuter.

Et en ton coeur, tu accueilleras, une brassée de fleurs, de beaux lilas. L'univers te répondra en t'ouvrant ses bras et tes voeux seront exaucés sans que tu puisse l'expliquer.

Dans ton esprit calme et déterminé, tes doutes se seront envolés. Et une route bien éclairée, comme un chemin de liberté, te mènera avec fierté vers ta destinée. N'ai pas peur, des anges gardiens sont là. Autour de toi. Ils te guident pas à pas pour que tu ne trébuche pas. Ils écartent les tracas devant toi, ils sont là pour ça.

Si tu vis en conscience, tu sens leur présence dans chaque situation qui se présente à toi. Rien d'est dut au hasard. Tout est orchestré sur le grand orgue de la vie, sur le plan de l'univers, comme un mécanisme bien huilé dans une boite en verre.

ABANDON

Fais de moi ce que tu veux.
Je me donne corps et âme.

Dicte moi ta volonté.
Je répondrai à tes pensées.
Ma vie a complètement changé
Depuis que je t'ai retrouvé.

Tu es en moi, je le sais bien.
Alors, je vais suivre mon destin.

Rien ne pourra m'arrêter.
Mon esprit l'a accepté.
Mon corps va devoir s'adapter.
Mon âme est déjà persuadée.

Tu es ma route, mon chemin.
Tu m'as tendu la main.
Fais envoler mon chagrin.
Je m'endors en ton sein.

Fais de moi ce que tu veux mon dieu.
Je te laisse mon corps, je te laisse mon âme.

ENSEMBLE

L'homme est l'homme depuis la nuit des temps.
Avec une évolution qui se compte lentement.
A l'image de tous ses tourments.

Comprendra t il un jour?
Qu'il doit s'ouvrir à l'amour!
Et que c'est sans détour
Qu'il gagnera pour toujours
Sa place dans l'univers,
Son aura de révèrbère,
Au delà de l'atmosphère.

Comprendra t il enfin?
Qu'il doit aimer son prochain!
Et qu'alors son destin
Lui ouvrira son chemin.
Il ecoutera son coeur
Qui lui parle de bonheur,
qui l'enveloppe de douceur.

Et quand il aura enfin compris,
La lutte sera finie.
Nous serons réunis
Aux portes du paradis.
Ensemble nous les ouvrirons.
Ensemble nous accueillerons.
Ensemble nous chanterons.
Ensemble nous survivrons.

POUR TE RETROUVER ENTRE DANS MA BULLE

Je te donne aujourd'hui l'autorisation d'entrer dans ma bulle pour retrouver un moment de solitude. Je te tends la main, je t'ouvre mon coeur, pour t'accompagner, te guider mais surtout ne pas te diriger.

Je mets mon énergie à ton service pour t'ouvrir les portes de ton destin. Laisse toi aller. Oublie qui tu es. Laisse ton âme te parler. Ecoute... Comme un secret....

Ne sois pas trop pressée. Relâche ton corps et écoute les notes de musique qui t'enveloppent et qui t'effritent. Elles sont tes meilleures remèdes, tes meilleures amies, avec les mots qui résonnent à l'infini.

Comme des flocons de neige qui tombent doucement puis fondent lentement. Regarde les. Leur vie est bien courte et pourtant, pas de doute! Les gouttes d'eau se font cristaux un cours instant en passant. Puis elles redeviennent ruisseaux, cascades et gouttes d'eau. Leur état originel, leur âme éternelle, pour une vie si belle.

Reste silencieuse un instant, dessere ce carcan? Respire sans forcer pour vider tes poumons de toute négativité. Inspire la vie, les notes et les sons pour recharger ton coeur de sérénité. Chaque note est un onguent magique plein d'énergie. Chaque son est un remède qui aide à la purification, à la transmutation des ondes nocives pour ton êtrefragile.

Tu vas te transformer et saches que maintenant, rien ne pourra arrêter cet élan. Ce premier pas te sauvera. A toi de découvrir le pourquoi, le comment. Tu es sur le bon chemin. Je vais t'aider, si tu en as besoin. Prends ma main et n'oubli pas. Je ne fais rien pour toi. C'est toi qui vient à toi.

REAPPREND A REVER

Tu as laissé de côté le flot d'idées qui à chaque minute de ta vie empli ton esprit.

Tu abandonne ton enveloppe corporelle pour rejoindre le ciel. Instant de répit ou tous n'est qu'oubli et ou ton ressenti frissonne d'envie. Tu souris.

Des sons, des odeurs, des émotions te gagnent sans raison. Tu laisse place à ta passion. Les images sont belles. Elles parlent d'elles même. Elles t'ensorcellent. Et dans cette lumière brillante et universelle, tu redeviens unique et exceptionnelle. Tu reprends ta place. Celle que les dieux t'ont destinée. Celle du début de la création, quand le monde actuel n'était pas encore né.

Tu redécouvre tes qualités enfouies pour ne pas déranger. Et d'un seul coup tu choisi d'être et d'exister. Et si tout était possible?

Si enfin tu pouvais dépasser les préjugés, les critiques et la bienséance. Etre toi, tout simplement, sans filtre, sans masque, sans si. Alors vas y! Il n'en tient qu'à toi. Bat toi pour en arriver là! Avec toi même et tes vieux schémas. Fais de ta vie TA réalité. Affirme tes priorités. Ne te laisse pas diriger. Choisis de vivre enfin ta vie.

A portée de main, elle n'est pas loin. Regarde! Devant toi! Ecoute tes vrais besoins, écoute et tend tes mains pour recevoir les gouttes de rosée qui épancheront tes désirs les plus secrets.

Ne sois pas impatiente, laisse toi le temps. Et doucement, de ton nuage, tu redécouvre combien tu es bien quand tu te laisse aller à tes émotions, quand tu laisse ton esprit se promener dans ton coeur, quand tu laisse place à l'amour et que les ombres noires s'effacent. Ce n'est que ça la plénitude. Tu vois, c'est facile! Tu peux y arriver quand tu le veux, quand tu le désire.

Rien n'est impossible quand tu le veux vraiment. Réapprend à rêver ! c'est tout...

NE RESISTE PAS

Laisse aller tes bras. Laisse aller tes jambes. Laisse aller ton corps. Relâche ton esprit. Tu ne pense plus. Juste ton coeur qui bat. Tu ne sens que ça.

Ecoute, écoute le te parler. Respire doucement sans forcer, pour l'emplir du bonheur de la vie, sans contraintes, sans rancoeur. Juste toi et lui. Il te dit comment faire, comment ne pas souffrir, comment être toi et grandir.

Et tu va découvrir ton âme enfouie derrière tes peurs. Laisse la venir, sortir, émerger de son carcan. Elle soit s'ouvrir pour te faire découvrir ce monde d'amour et de sérénité dont tu as toujours rêvé. Celui qui t'apportera la lumière juste, celui qui te ménera vers des cieux clairs et bons, celui qui te montrera la voie du bonheur éternel.

N'arrête pas le processus en toi. Maintenant qu'il a commencé, rien ne pourra l'arrêter. Tu as la force en toi, crois moi. Il n'en tient qu'à toi. Crois en toi, c'est ta foi qui te sauvera.

N'attend rien du monde qui t'entoure si tu doute de toi. Tu te connais mieux que quiconque. Cherche se qui bloque en toi. C'est la clé de ton bien être.

Et si tu écoute ton coeur bien profondemment, tu le saura. Sans masque, sans peur, sans reproche, tu dois t'aimer, être désolé, te remercier, et te pardonner.

Répète en toi ces 4 mots : DESOLER, PARDONNER, REMERCIER, ET AIMER.

Ne les oublie jamais. Ils sont là pour t'aider à avancer, à triompher.

Et enfin, tu sera près à accepter les autres autour de toi et pour eux tu répètera : Je suis désolé, je vous demande pardon, je vous aime et je vous remercie...

INSPIRATION EXPIRATION

Laisse entrer l'oxygène doucement dans tes poumons. Par le nez pour les filtrer de toutes impuretés ou par la bouche pour absorber tous ces bienfaits.

Laisse le entrer dans ton sang pour qu'il se déplace dans toutes tes cellules, qu'il arrive dans ton coeur pour y déposer ses trésors. Il t'amène la vérité. Il t'amène la sérénité et la spiritualité. En prenant soin de ta vie, il t'inspire. Il t'apporte des solutions à toutes tes questions.

Concentre toi sur ce flux et reflux comme les marées qui viennent et qui reviennent. Et qui lavent les côtes de tous les détritus laissés à l'abandon.

Ton corps entier est une île. Alors laisse la mer recouvrir le plus loin possible les terres souillées, laisse la vague de ton inspiration déferler sur le sable blanc, les rochers et les galets. Et à chaque inspiration, tu verras les soucis, les tracas et les questions. Tous ça se résolvera sans la moindre raison.

Pour rentrer dans la plénitude, pour être bien tous simplement.

Pour calmer ton esprit, recherche un tsunami : Une grand inspiration profonde et pleine d'émotion. Tu ouvre ton coeur et tu sens la puissance. Elle arrive, ne te referme pas, ne résiste pas. Elle t'emplit, te laisse sans voix. Recherche ce moment là! C'est l'extase!

Et quand cette énergie t'aura emplie, la vague se retirera doucement, tranquilement, en laissant une douce chaleur dans ton coeur, dans ton corps. Tu la sens, elle t'apaise.

Ce sont tes muscles qui se relâchent car ils ont sentis cette énergie bienfaisante, tes nerfs ont entendus cette voix bienfaitrice. Et alors, ton âme peut te parler, prendre sa place. Celle qui lui revient depuis la nuit des temps et que tu pensais perdu à jamais.

Elle est bien là, en toi!
Elle est belle, regarde là!
Respire, inspire... et tu la vois...
Respire, inspire...et te voilà...

PETITE VOIX

Ecoute, écoute moi. Je suis ton amie, certes. Je guide ta vie, certes. Tu me cherche quand tu t'ennuie et quand tu as peur, tu t'enfuis.

Il me faut crier fort pour me faire écouter. Parfois ce n'est pas suffisant et tu te perd lentement. Et quand ton coeur cogne au fond de ta poitrine, tu me cherche fébrilement, à tatons, tu t'accroche à ma quille pour suivre le sillon de mon embarcation.

Monte dans ma goélette, accroche toi et écoute moi. Quand je te le dirais, force la voile du grand mat. Tiens bien la barre de toute tes forces, droit sur les vagues, sans broncher, sans faillir, sans freiner!

Reçois l'écume comme une poudre magique qui t'éblouie. Tes muscles se tendent sous l'effort et deviennent de plus en plus fort. Tu te redresse et tu fais front. Enfin, tu me reconnais! Droit sur tes deux jambes, les pieds bien à plat pour t'ancrer ici bas, la tête bien claire et les yeux bien ouvert, tu suis ta petite voix pour savoir ou tu vas. Enfin, tu m'écoute sans plus aucun doute.

Accepter de se laisser guider, accepter et s'abandonner reste une difficulté quand on ne veut rien lâcher. La peur, la souffrance et l'isolement est un risque bien présent mais il faut courageusement dépasser ses sentiments.

Tu te bat pour toi, tu te bat pour moi. Pour que l'on ne s'éteigne pas, pour que l'on apporte notre pierre ici bas. Parce que l'on a tous une destinée, une raison d'exister, un rôle dans notre société, une place qui nous est adaptée, nous devons, nous avons le devoir, nous sommes obligé de la trouver.

Alors, n'en doute plus, surtout, n'en doute plus jamais! Et écoute moi à chaque instant pour que je guide tes pas au meilleur de toi et à chaque moment.

Dans ta tête ça fait écho. Les mots résonnent et c'est beau! Laisse les t'envahir, te submerger, prendre leur place pour les écouter. Et ce ne sera qu'évidence, certitude et transparence. Et tu sera léger comme une plume que rien ne peut arrêter dans le courant inéluctable de ta destinée.

LA VIE EST UN JEU

Pour en apprendre les règles, il faut suivre son chemin sans chercher le pourquoi et le comment.

Tous ce qui se présente à toi est la pour te faire grandir, pour te faire comprendre tes limites, tes blocages, tes doutes et tes peurs.

Rien ne te sera épargné car tu es plus forte que tu ne le crois et, dans cette vie là, ou dans la suivante s'il le faut, tu comprendra, et tu passera à autre chose de toujours plus fort, toujours plus haut, toujours plus beau!

Tu es à une période charnière. L'énergie du cosmos est à son apogée pour entraîner les âmes les plus belles, les plus fortes, à changer, à bouger, à évoluer. Ce sont ces âmes qui feront le nouveau monde. Si tu es là, aujourd'hui, c'est que toi aussi, tu en fais parti.

Tu te pose beaucoup de question qui, parce que tu n'écoute pas ton coeur, reste pour l'instant sans réponse. Arrête toi un peu, juste un peu dans ta vie. Et cherche en toi cet esprit, cette âme qui grandie dans les profondeurs de ton coeur.

Elle est là, je la vois. Elle est belle, elle t'appelle...

Pour te sauver, pour te soulager, pour te soulever...

Laisse la prendre sa place et te conduire, et te souffler la vérité sur ta destinée. Tu n'as plus qu'à la suivre. C'est un jeu d'enfant, un jeu tout simplement. Il n'y a ni gagnant, ni perdant. C'est un jeu d'amour et d'amant.

Ton quotidien est déjà loin car maintenant, tu le sais très bien, rien ne sera certain. Tu vas rentrer dans une nouvelle dimension qui n'a rien à faire de la raison. Tu vas lâcher prise sur les évènements autour de toi car c'est le cosmos qui te les envoie et qui se chargera au moment opportum de les transformer comme il se doit. Et tu poursuivra ta route, délivré de tout tes doutes.

Ça fait du bien de ne plus s'inquiéter, de ne plus s'affoler, de ne plus se laisser déborder. Profite de chaque jour en percevant cet amour car l'univers n'en a que faire de toute nos affaires. Il n'a pour nous qu'une seule solution. Celle de sa passion pour transformer toute forme d'énergie en amour pur et unique.

Amour inconditionnel, sans limites, sans frontières. Amour pudique et extraordinaire.

ASTRE DE VIE

En te réveillant ce matin, regarde, regarde par la fenêtre de ton coeur. Il est là. Il t'attends. Et de toute sa majesté, dans un halo rouge flamboyant, il illumine ta journée qui ne fait que commencer. Mais si avec tes yeux, tu ne le vois pas, dans ton coeur, il est forcement là. Quelque part dans un coin, cherche le et remercie le pour tous ces bienfaits qu'il t'apporte.

Dans chaque être vivant, il apporte son talent pour illuminer chaque journée, même les plus compliquées. De tous ce qu'il t'apporte, rien ne te sera insurmontable. Il faut juste comprendre le bon chemin. Il sait ce que tu peux endurer et les obstacles qui se dressent devant toi sont autant de signaux qu'il t'envoie pour te guider.

Au cours de la journée, son éclat ne fait qu'amplifier, et à son zénith, il rayonne de son amour pour toi, quoi que tu es décidé. Sans juger, sans blâmer, il te guide et c'est toi qui choisis. Il ne peut pas y avoir d'erreur, si tu es juste et dans la rigueur. Il ne peut pas y avoir d'erreur si tu écoute ton coeur.

Et à la fin de la journée, quand il revêtira son pyjama doré, pourpre et argenté, tu auras la satisfaction du devoir accompli et bien réalisé. Ton corps pourra se reposer pendant que ton âme s'évadera dans une autre réalité. Elle te soignera, pansera tes plaies si tu en a besoin. Elle te soignera, te conseillera en te tenant la main.

L'astre de vie, lui, le soleil de ta vie, se fera tout petit pour te laisser la nuit. Instant d'oubli pour reprendre des forces avant qu'un autre jour ne frappe à la porte. Ne retiens pas la nuit en toi. Elle doit juste passer pour que le jour d'après soit encore plus ensoleillé. Et ses rayons de clarté te traverseront pour éclairer ta destinée. Tu pourra rayonner toi aussi et réchauffer les âmes autour de toi de ton amour inconditionnel et passionné.

Tu deviendra un astre de vie, un guide. Et ton rayonnement s'amplifiera au firmament.

LA MARELLE

Petite fille, je t'appelle du fond de mon âme.

Raconte moi tes problèmes. Ouvre moi ton coeur. Défais les barrières qui se dressent devant toi et le monde. Démolis les murs qui t'empêchent de respirer, de te redresser, de vivre et d'exister. Cherche la lumière. Celle qui réchauffe, celle qui t'emplis de la vie, celle qui éclaire ton chemin.
Defais tes couettes, tes tresses, et tes chouchous.

Laisse le vent rentrer dans tes cheveux comme la liberté retrouvée après un voeux. Un jeu de marelle t'a entraîné jusqu'au ciel. Tu voudrais y rester pour te protéger. C'est ton cocon de liberté, ton île à toi, ta bulle d'intimité. Tu y recharge tes batteries, tu répare ton coeur meurtri, tu repose ton corps affaibli. Et tu dois repartir sur la marelle de la vie.

Case après case, sans forcer, sans courir. Juste avancer dans la bonne direction pour t'apporter les bonnes décisions. Ecoute ton intuition. Ecoute la petite fille, elle a ses raisons. Elle est ton intuition. Ecoute la petite fille. Elle n'a pas peur, elle. Elle sait sans contre facon. Elle connaît la direction. Suis la! Ecoute la! N'ai pas peur.

Abandonne les vieux schémas. N'écoute pas les rabats joies. La liberté leur fait peur car ils n'écoutent pas la leur. La liberté est dans ton coeur au même titre que le bonheur. Laisse les prendre leur place dans ta vie. Ecoute et suit la trace du paradis.

Ouvre la porte grande à tous tes amis et accueille. Accueille les sans retenu et tu pourra, tu saura aimer à tour de bras. Pas d'animosité, pas de jugement, juste l'amour évidemment.

Sincérité de la jeunesse, pureté des sentiments, guide des anges, prends lui la main, ne réflêchi pas, ne cherche plus. Tu viens de trouver. Tu viens de TE trouver.
Regarde, ressent. Ton coeur bat plus vite, plus fort. Tu sais maintenant ce qui est bon pour toi. Elle te l'as dit. Et tu l'a enfin compris, admis. Tu l'as écouté et tu es enfin déterminé à choisir le meilleur chemin sans tergiverser.

Alors, comme une cascade multicolore, comme des gouttes d'eau perdues, tu retrouve ton eden, ton lac de jouvence, ta matrice créatrice et tu te redresse, toi la déesse. Et tu te redresse pour renaître, et étendre ta liberté nouvellement retrouvée, autour de toi et pour l'éternité.

VAINCRE SES PEURS

Te voilà sur un chemin difficile mais au combien merveilleux. Tu vas devoir puiser en toi une force indivisible qui va t'emmener de par les cieux.

Rien ni personne ne pourra t'arrêter, t'empêcher, te neutraliser. C'est seul avec toi même qui pourra te sauver. Tu le sais et c'est pour ça que tu es là. Tu vas chercher, chercher en toi, au plus profond de tes entrailles.

Je te tiens la main, je t'ouvre une porte, je suis là pour t'aider, te guider et tu fera ton chemin, sois en certaine. Tu es dés lors plus sereine.

Le destin nous a fait nous rencontrer pour que chacun puisse avancer. Et c'est main dans la main que nous allons travailler. Pour retrouver paix, amour et sérénité, pour vivre en parfaite unité, il nous faut fuir les tensions, les conflits et la négativité.

En chacun d'entre nous, il y a des blocages, des peurs, des barrières. Difficile à expliquer, à contrôler, à évacuer. C'est présent depuis la nuit des temps, de vies en vies, de karma en karma...

Il faut aller loin au dedans pour trouver la racine. Laisser le présent et remonter le temps. Ne pas culpabiliser, ne pas se laisse entrainer et, sans juger, tout va se transformer, se purifier, se transmuter.

Notre ADN karmique va retrouver sa virginité, né à la source de toute vie, au fin fond du paradis, dans le plus celeste empire.

Notre corps se répare tout seul. Il faut juste lui laisser la place qu'il mérite. L'écouter et lui faire confiance. Cette enveloppe corporelle à été choisit par notre âme. Elle seule sait pourquoi, alors retrouvons la et nous aurons, et tu saura ce que tu dois faire ici bas.

APPREND A DONNER

Oubli ce quotidien, redeviens l'infini et tous ses riens. Avec ses riens, tu fais ta vie, avec ses riens, tu fais du bien.

Apprend à donner, apprend à recevoir. Sans compter, sans devoir. Générosité spontanée, dans les faits, dans les gestes, dans les pensées, sans rien devoir.

Humilité, amour sans pitié, sentiment de vérité. Lâcher prise sur la matière pour des émotions sincères et claires. Pas de faux semblant, une justesse au bon moment.

Tu le sens. Ton coeur bat plus vite. C'est la joie, le bonheur, l'assurance d'une belle chose qui se passe dans l'univers et qui entraine une cascade de chaleur, une onde de plaisir, un océan de tendresse qui se déverse au delà. Des clapotis qui traversent les mers pour inonder les paradis.

Dans ce monde il n'y a rien à perdre. Même pas la vie car elle est source du paradis. Alors chaque jour qui passe est un cadeau tout à fait banal pour celui ou celle qui reste dans le matériel. Mais toi, toi qui sait maintenant qui tu es et pourquoi tu es là. Alors, tu ne peux pas, tu ne dois pas rester comme ça...

Tu vas réparer ton passé, sans plus t'y attarder. Sans regret car tu peux le purifier, le transmuter et ensuite avancer. L'univers est généreux et il connait bien les cieux. Laisse le te guider, et chaque jour te montrer ou poser les pieds. Regarde en conscience ce qu'il te présente. Ce sont les chemins que tu peux emprunter. A toi de prendre celui qui te correspond. Pas d'erreur possible car tu sera guidé et celui que tu choisira saura t'emmener là ou tu dois.

Mais surtout, en chemin, comme le petit poucet, sème bien des graines, des petits cailloux, des pièces d'or, des perles, des mots d'amour ou des larmes de joie pour guider, pour mener, pour aider les autres autour de toi. Et si un jour tu rebrousse chemin, pour quelque raison que ce soit, instinctivement, tu retrouvera ta voie.

JANVIER 2017

ILS TE GUIDENT
LE TRESOR DE DEMAIN
LA GRANDE RONDE
HALLUCINOGENE
REGARDE LA MUSIQUE
AURAIS TU PEUR DE TE NOYER?
ADN KARMIQUE

ILS TE GUIDENT

Le brouillard et le blizzard ont investi ta vie. N'ais pas peur, ils sont tes amis. N'ais pas peur et respire lentement, longuement. Fais rentrer dans tes poumons cet air froid et si bon qui va t'amener de la nouveauté, de la sérénité.

Il va chasser les impuretés et la négativité qui avait prit ta volonté et voulait l'emprisonner. Laisse entrer des écharpes duveteuses, des étoffes vaporeuses. Elles vont se promener dans ton corps, dans toutes tes cellules pour filtrer et dissoudre ce poison.

Ne résiste pas. Laisse toi aller. Ais confiance en moi car je le sais, je le sens, je le vois. C'est pour toi qu'ils sont là!

Ils ne veulent pas te nuire, juste te conduire.
Ils ne veulent pas te nuire, juste te montrer ton avenir.

Mais pour cela, tu dois lâcher prise et accepter leur totale emprise pour qu'ils puissent travailler, réparer, reconnecter ton corps tout entier.

Quand ils auront fini de travailler, ils s'en iront comme ils sont arrivés. Et tu sera guéri pour avancer. Sur le chemin de ta vie, tu pourras aimer. Aimer sans compter, aimer sans trier, juste...aimer...

C'est le plus beau message de l'humanité. L'amour doit servir à guérir. C'est la clé de ton avenir.
Tu l'as en toi, sois en certaine. Il faut juste découvrir comment t'en servir.
Ça va venir, sois en certaine. Il faut juste écouter et respirer la vie.

LE TRESOR DE DEMAIN

Ne remplis pas les vides de ta vie par du bruit.
Ne remplis pas les vides de ta vie par l'envie.
Garde toi bien de bercer ton esprit
Par les notes lugubres de cette mélodie.

Réveille tes plus profonds instincts.
Garde l'amour en ton sein.
Car c'est le seul trésor de demain
Qui devras couler dans nos mains.

Hier, demain et aujourd'hui
Rien de ressemble à ta vie.
Personne ne pourra c'est promis
T'empêcher d'être heureuse ici.

Ouvre tes yeux maintenant.
Autour de toi et au dedans.
Et regarde si vraiment
Tu t'accepte entièrement.

N'ais pas peur, je t'en prie.
Laisse parler tes envies.
Sans doute et sans souci
Le monde te remercie.

LA GRANDE RONDE

Que tout le monde
se donne la main.
Et dans une grande ronde
S'engage vers demain.

Que les rêves de chacun
Se réalise dans ce monde.
Pour que dés lors enfin
Tourne cette belle ronde.

Et l'unification du monde
Se fera main dans la main.
Et l'éclat de la belle ronde
Brillera jusqu'à demain.

HALLUCINOGENE

Champignon hallucinogène
Tu es inscrit dans mes gènes.
Et insidieusement tu t'incruste
Toujours plus loin dans mes muscles.
Tu envahis tout mon corps.
Tu m'apporte du réconfort.
Et lentement, je m'endors.

Mon esprit se calme, tu m'entraîne
Et bientôt je plane, tu m'emmènes.
Perché tout la haut je scrute
Des parcelles de vies incultes.
Je ne suis qu'un support.
Mon âme enfin en sort.
Pour me montrer tout cet or
Qu'il y a en moi encore.

Tu m'as transformé en reine.
Je deviens forte et hautaine.
Ne sois pas trop brusque.
Je voudrais rester juste.
Tu es pour moi bien trop fort.
Je m'ouvre malgré moi encore.
Pour decouvrir tout mes trésor
Qui restaient enfouis dans mon corps.

REGARDE LA MUSIQUE

Ecoute, écoute les sons. Et regarde, regarde les.

Ils ont une forme, ils ont une couleur, ils ont une odeur. A ceux qui savent les voir, ils racontent une histoire, ton histoire.

Ton esprit s'est endormi et ton âme te montre le chemin de la vérité. Elle te connaît et sait ce qui est bon pour toi, mieux que toi. Ne cherche pas à la berner, tu ne le peux pas. Car tôt ou tard, elle reviendra et réclamera sa place, ses droits.

Chaque note a des reflets dorés, brillants ou argentés. C'est plus fort qu'un arc en ciel. C'est plus haut dans le ciel. Le tableau se forme devant toi, il prend l'allure d'une toile qui se trame doucement. Et ce qui se dévoile te surprend. Attend... Entend... Ecoute... Sans doute!

Et le do est le plus beau. Car que ce soit celui d'en bas ou celui d'en haut, il rassemble la palette des couleurs pour exploser dans ton coeur. Il ajoute des étincelles, des paillettes, et des merveilles dans toute ton aquarelle.

Vois tu la palette des bleues? Elle se décline à l'infini. Du plus pâle au bleu de nuit, elle inspire ta vie, elle aspire tes oublis pour te rendre ta vie.

Et la palette des verts? Tantôt froid, tantôt sincère. Le vert d'eau qui est si beau s'étale sans effort sur ta toile encore.

Et le pinceau de puiser dans ce flot argenté, et la toile de se former sous tes yeux étonnés. Et ton coeur de s'entre ouvrir pour y laisser entrer un flot de souvenirs qu'il faudra transmuter.

Et le bouquet final, bouquet aux mille lueurs, ressemble aux vocalises que tu as misent dans ta valise, rangées au fond de ton grenier en espérant les oublier.

Mais elles sont là! Elles se rappellent à toi! Car tu y a droit! C'est tes bonheurs à toi...

Ressort cette palette et joue y à ton idée.

Ressort cette palette et vis ta destinée!

AURAIS TU PEUR DE TE NOYER?

Aurais tu peur de te noyer? Dans un océan de peur et de regret?

Sache que c'est toi qui crée tout ça. Par tes actions, tes réactions.

Tu es comme ce galet lancé sur l'eau. La manière dont tu le lance détermine ses ricochets. Applique toi du mieux que tu peux et tu le verras faire des sauts de plus en plus haut.

Ce galet en touchant l'eau émet des ondes. Bruissement d'eau dont les cercles s'agrandissent et se mélangent aux autres. C'est la loi de l'infini que rien ne peut arrêter. Et l'infini ne peut pas se noyer.

Tu es l'infini. Du plus grand au plus petit. Tu es l'infini.

Alors ricoche dans ta vie pour aller de plus en plus loin, de plus en plus haut. Pour que ce bruissement d'eau puisse t'ouvrir, te transporter, et t'accomplir dans ta destinée.

Regarde toi te redresser, fièrement, pleinement, entièrement. Tu es vivante! Tu as la force en toi. La loi de l'univers est là pour te montrer TA VOIE.

Bouscule toi, fais des choses inattendues pour toi, dépasse tes craintes et tu recevras. Dépasse tes peurs et tu gagnera.

Si tu es dans ta foi, dans ton coeur, tu le saura. Et tout s'éclairera!

Tu n'as plus peur de nager, tu n'as plus peur de te laisser porter, de lâcher prise sans craindre le danger. Car il n'y en a pas! Tu peux tous surmonter!

L'eau est claire, douce, enveloppante autour de toi. Elle te porte, fais lui confiance. Ecoute dans le lointain, des sirènes te parlent de demain. Cette douce mélopée te porte, te guide. Ne sois pas trop pressée... Profite de cet instant présent comme un bonheur retrouvé.

Et comme le galet, un autre saut, une autre poussée, te propulsera vers la célébrité, vers l'inattendu, vers ta destinée.

ADN KARMIQUE

Ecoute, écoute la petite voix. Tout là bas, au fin fond de toi. Quelqu'un te parle, te parle encore. De ton histoire, de ta vie d'alors...

Tous ce que tu as vécu d'avant hier, d'hier ou d'aujourd'hui. Tous ce qui s'est passé, bonheurs, peines ou banalités.Tout ça est inscrit en toi pour l'éternité et ne peut être oublié.

Tant que tu n'aura pas compris l'importance de ta vie, tu devras malgré toi en revivre certaines parties. Pour les transformer, les transmuter et repartir du bon pied et que ta destinée puisse enfin se dérouler.

Dans une seule de tes cellules, un seul de tes noyaux, atome minuscule, regorge des joyaux.

Imagine la richesse en toi, être si complexe et pourtant si maladroit. Tu dois partir en quête pour retrouver tes droits. Ecoute toi et tu le saura.

Tes cellules te le diront et quand soudain tu frissonnera, c'est la réponse à ta question. C'est ta petite voix.

Ton ADN est plus fort que tout. C'est la source du tout, notre eden, notre paradis, la naissance de toute vie et la continuité aussi.

Rien ne t'es impossible. Ne te met pas de barrière. Reste droite et fière. Ne regarde pas en arrière. Je te le dis encore, tu as tout en toi, encore.

Fais tes choix avec ton coeur et tout deviendra magique car c'est écrit dans ton ADN karmique.

FEVRIER 2017

REGARDE DEVANT TOI

Regarde devant toi. Ne vois tu pas? Ne sens tu pas?

Derrière une cascade de larmes turquoises, derrière une barrière de sentiments, brille une étoile au firmament.

Tu as travaillé dur pour en arriver là. Tu t'es remise en question, tu as écouté ta véritable passion et mise de côté ta raison. Et aujourd'hui, te voilà récompensée! Tu y es arrivée! Tu as ouverte ta carapace pour y faire de la place. Et une brèche est apparu et ton coeur s'est mit à nu.

Reste bien concentré, des efforts te seront encore demandés. Rien n'est ici bas figé. C'est ça la dualité! Il faut sans cesse se batailler pour garder paix et sérénité. Jusqu'au jour ou enfin dans le monde entier, chacun pourra sur ses lauriers se reposer.

En attendant, tu vas continuer à avancer, à progresser, et à t'aimer. Pour que cette brèche puisse exploser, et se désintégrer dans l'univers tout entier...

Tu as fait le premier pas comme celui fait sur la lune, il y as bien longtemps. Le tiens est aussi important... Car tu emmènes l'avenir de l'univers. Tu trace la route à ceux qui doute. Tu défriche une parcelle pour semer les graines de demain. Celle qui nourrirons, qui soignerons, qui enfanterons une nouvelle société.

Tu es la pionnère des consciences réveillées. Avance prudemment pour ne pas effrayer ceux qui ne sont pas encore préparés. Sache que tu fais parti maintenant d'une famille d'âmes bien plus évoluées que l'ordinaire. Tous y viendrons, tôt ou tard... Car c'est notre destinée, notre place dans le cosmos, l'avenir du système solaire tout entier. Tout est déjà écrit, préparé, planifié et nous les petits humains, on y peut rien. Sinon suivre, main dans la main.

Alors, concentre toi bien et ouvre cette brèche encore un peu. Patiemment, sans regret, avec curiosité. Et tu vas découvrir un monde tout blanc, un monde brillant et plein d'opportunités.

PRESENTATION

Bonjour, je m'appelle Isabelle.

Voilà, installe toi bien, pose toi. Trouve une position agréable pour toi, pour relacher ton esprit.

Je vais te faire découvrir des richesses, des trésors, dans les sons, dans les mots. Juste une voix pour te montrer ta voie. Juste une voix pour toi.

Détend toi et relâche tes muscles. Oubli le reste du monde pour laisser place au renouveau, à la guérison céleste, à la source de toute vie.

Respire tranquilement sans forcer et les vibrations vont te parcourir, te transcender, te guérir et te boulverser. Laisse ton amour te remplir, te traverser.

Je suis un canal pour guider les âmes, pour propager l'énergie céleste et guérir les maux de cette planète. Guérir les maux avec des mots.

Chaque texte est un remède.

Chaque teste est une vibration positive qui éveille tes cellules, qui réveille ton âme endormie, qui t'éveille à la vie.

REVEIL

Ressens dans ton coeur cette énergie.
Cette âme qui a reprit sa place.
Ton petit enfant intérieur qui se joue de la dualité.
Qui s'amuse et qui rit à gorge déployé.
Je te ramène à aujourd'hui.
Là, maintenant, Tu retrouve ta place.
Et tu ouvrira les yeux quand ton corps te dira oui, je le veux.
Laisse toi un temps pour reprendre ta vie.
Doucement, sans forcer, tu vas enfin pouvoir t'aimer.

TON KARMA

Ne rend pas les autres responsable de ce qui t'arrive ici bas. C'est ton karma. Mais sache que rien ne t'est insurmontable. Car tu le peux et tu vas avancer, maîtriser, et choisir la bonne route au meilleur de toi même.

Tous ce qui se présente à toi est là pour te faire grandir, comprendre tes faiblesses et tes besoins. C'est une merveilleuse opportunité de pouvoir décrypter ce que l'univers t'envoie pour te faire évoluer. Recherche en toi pourquoi ces situations te posent problème et te dérange et comment tu peux faire pour t'en défaire ou t'adapter. Tu as la réponse en toi, même si elle te dérange quelques fois. Et si les même situations se présentent à toi, pour toi sans raison, alors, c'est que tu n'as pas compris la lecon.

Tu vas t'intérioriser, et sortir du plus profond de tes entrailles, cette peur qui te tenaille. Elle t'emprisonne et t'empêche te trouver la vérité. Elle t'empoisonne et ne fait que retarder ta destinée.

Surtout ne t'en veut pas. Ne culpabilise pas. Tout vient à point qui sait attendre et ton chemin te tend la main. Tu ne risque rien, sinon comprendre pour aller vers demain.

A chaque jour suffit sa peine, il faut juste que tu la comprenne. Si ton esprit veut aller trop vite, et que ton corps recherche la fuite, c'est que tu dois, bien malgré toi, laisser ton âme s'occuper de toi.

Elle, elle sait pourquoi... Elle, elle sait comment.... Elle, elle sait quand....

Refait l'hoponopono autant de fois qu'il faut : je suis désolé, je me demande pardon, je m'aime et je me remercie.

Pour tes cellules, pour ton corps, pour ton âme, pour ton esprit. Pour développer l'amour dans ta vie. C'est la base, le début, la connaissance ultime de toute la création.

Nous sommes là pour la découvrir et la faire grandir. Nous avons été choisis comme porte parole dans cette vie. Et nous avons le devoir de montrer la route à tous ce qui vit.

Soit fière, soit droite ! Et rend toi compte du chemin que tu as parcouru. Sans rancoeur, sans regret. Tu as fait de merveilleuses choses, prit des décisions importantes et choisis en ton âme et conscience chaque parcelle de ta vie.

Alors maintenant, oubli...Oubli tous tes acquis... Et laisse les nouvelles énergies transformer ta vie. Sur et déterminés, nous iront tous vers l'unicité, le rassemblement pour la vérité.

LES CHAKRAS

Ressens l'énergie cristalline qui traverse ton corps. C'est un courant, une onde, des vibrations qui circulent dans ton enveloppe corporelle en passant par tes centres énergétiques essentiels pour ton équilibre physique, psychique, et mental. Ils sont tous liés les uns aux autres. Tous aussi important pour ton équilibre, pour te créer toi et pour que tu avance dans ce karma. Ce sont les chakras...

Reliés aux deux centres d'énergie, celui du haut et celui du bas, qui dirigent ta vie ici bas. Et quand un problème de connexion, une mauvaise vibration, une peur, un rejet ou un blocage surgit, alors apparaissent les maladies, les souffrances et les accidents qui vont te permettrent de comprendre qu'il te faut changer quelque chose dans ta vie pour recréer ton harmonie. Grâce à eux, tu as compris. Ils sont tes amis. Ecoute les, je t'en supplie... Ils sont reliés aux notes de musique parce qu'ils vibrent aux mélodies et peuvent ouvrir ton esprit comme par magie. Ecoute les notes et ressens en toi ce qu'elles évoquent et tu saura ce que tu dois faire ici bas. Elles te guideront, te montreront le pourquoi, la solution à tout cela.

Le chakra racine vibre sur le DO : au niveau de périné. Il exprime la santé, l'équilibre et la sécurité.

Le chakra sacré (ou hara) vibre sur le RE : au centre de l'abdomen. Il exprime l'abondance, le bien être, les émotions, et la sensualité.

Le chakra du plexus solaire qui vibre sur le MI : dans la région de la cage thoracique représente le pouvoir, la personnalité, l'image de soi et la volonté.

Le chakra du coeur sur la note du FA : au centre de la poitrine, centre affectif, harmonie, paix, unité et solidarité.

La chakra de la gorge sur le SOL : au niveau de la base du cou exprime la communication, l'expression et l'imagination.

Celui du troisième oeil vibre sur le LA : entre les deux yeux, c'est la sagesse, la connaissance, les facultés psychiques et la perception intérieure.

Et pour finir, le chakra de la couronne, lui, sur la note du SI : juste sur le haut de la tête, représente la conscience universelle et divine, l'unité, l'acceptation et l'illumination. Quand chaque note est reliée aux chakras, chaque chakra est relié aux émotions, chaque émotion à un ressenti physique. C'est pourquoi la musique parle à ton corps, à tes cellules, à ton âme. Car elle a le pouvoir de communiquer par les vibrations. Elle rééquilibre tes énergies, en passant par chacun de tes chakras? Ecoute la... Ressens la... Et tu guérira car tu comprendra...

LARMES DU CIEL

Imagine, visualise une pluie fine et cristalline...

Dans une clarté légèrement bleutée, sous un ciel argenté, ton corps apparaît. Cellule après cellule, puis il disparaît dans une bulle.

Ton âme forme une aura que les gouttes traversent avec délicatesse, écharpe spectresse qui se déplace sous l'averse.

Tu sens cette odeur de pluie qui lave ton ennui, le goût du renouveau qui vient de tout là haut.

Ton coeur bat la chamade, il s'ouvre tout engourdi. Il revient à lui. Enfin, il revit. Et tu fusionne sous la pluie. Tu redeviens toi, et tu grandi.

Ton corps, cette harmonie, refait surface aujourd'hui.

Les gouttes t'apportent la bénédiction du ciel, un amour sans pareil, une simple merveille.

Ressens cette chaleur, hume cette odeur, et laisse toi porter par ce bonheur retrouvé.

Avec légèreté, avec sincérité, retrouve le goût d'aimer, toi et toute l'humanité.

Se retrouver sous la pluie, c'est comme laver sa vie, laisser couler ses ennuis et laisser place au paradis. Lâcher prise de toute emprise, confier son corps à la nature pour redevenir unique et pur.

Et Gaïa va purifier la négativité. Et Gaïa va transmuter tous tes karmas passés. Pour que tu puisse t'ouvrir et accueillir, pour que tu puisse te laisser porter dans ce voyage et transformer ton avenir.

EPONGES A EMOTIONS

A poils, à plumes ou à écailles, ils sont nos reflets dans cette société.

Ils absorbent nos tensions sans comprendre les raisons.

Leur amour sans égal est si profond qu'ils nous donnent leur âme, nous montrent la route de la tendresse, de la sagesse.

Sans jugement, sans différence, l'amour est entier, inconditionnel et d'une haute transparence.

D'une caresse, d'un baiser, ou simplement d'un petit geste, nous leur rendons avec adresse.

Ils sont là pour nous, nous sommes là pour eux.

Nous prenons soin les uns des autres pour chacun ait sa place, ni plus, ni moins.

L'évolution de toute matière passe par l'unification, l'amour sans distinction et le respect de toute façon.

Comme les fossiles s'imprègnent dans la pierre, comme les étoiles brillent dans l'univers....

Au firmament depuis la nuit des temps, un seul coeur qui bat lentement, saura sauver l'humanité de toute sa vanité.

Unifions nos coeurs en semant du bonheur.

Unifions nos coeurs en coeur.

MARS 2017

LA BONDE DE L'AMOUR
ET SI TU SAVAIS
CRISTAUX DE VIE
C'EST MATHEMATIQUE
COÎNCIDENCES DE L'EXISTENCE
CATHEDRALE
FEU SACRE
JE T'ACCUEILLE

LA BONDE DE L'AMOUR

Oublie cette vie, oublie tes ennuis, oublie la folie.
Entre dans la ronde, ouvre grande la bonde.
Pour que l'amour abonde.

Ne sois pas surprise, surtout ne gémis, surtout je t'en prie.
Laisse aller ce monde, ouvre grande la bonde.
Pour que l'amour l'inonde.

Le soleil qui luit, dans les cieux bleuies, transforme ta vie.
Ta peine est profonde, ouvre grande la bonde.
Pour qu'enfin elle s'y fonde.

Et la douce pluie, qui tombe aujourd'hui, recontruit ta vie.
Elle entraîne un monde, ouvre grande la bonde.
Pour que l'amour l'inonde.

Garde ton esprit, trouve ton paradis, vis tes envies.
Fais vibrer cette onde, ouvre grande la bonde.
Pour que l'amour abonde.

ET SI TU SAVAIS

Et si tu savais, si tu savais tous.
Mais comment se serait, mais comment se serait fou!
Mais comment pourrions nous, mais comment pourriez vous?
Et pourtant, je le sais, et pourtant tu le sais.
La monde est devenu fou? Non, il est juste comme nous!

Tous ce que tu dis, fais ou pense, fait la loi de ton existence.
Et comme il n'y a pas de coïncidences, imagine sur quoi tu danse!
Tu créée des entrechats, des tourniquets, des pas de danses.
Et tu trébuche sur une révérence.

Alors pourquoi tant de regrets? Puisque c'est toi qui donne le LA!
Alors pourquoi tant de pamphlets qui emmêlent tes derniers pas?
Calme toi et arrête une seule fois pour penser à tous ça!
Laisse les autres s'occuper de toi le temps de retrouver ta foi!
Ne culpabilise pas, tu es dans ton droit, chacun le fera, n'en doute pas.
Toi, tu y es déjà, alors montre leur la voie, tu sais pourquoi.
Car au fond de toi, tu le sais déjà.
Alors, ne cherche pas, ne cherche plus.
Avance sur ce chemin qui te mène vers demain.
Avec tes certitudes, sans inquiètudes.

Tu attend depuis longtemps ce moment, alors trouve ton courage.
Ta détermination et ton assurance se démultiplie, se déploie et d'engage!
Et enfin tu t'envole car tu le sais déjà, tu le savais, c'est comme ça!
C'est en toi...

CRISTAUX DE VIE

La pluie lave ta vie
Tes larmes aussi.

Alors ne retiens rien, je t'en prie.
C'est l'eau qui te guérie.

Cristaux de vie qui s'adaptent et s'enfuient.
Ils sont une bénédiction dans ce monde qui vit.
Ils t'ouvrent la porte d'un paradis
Qui attend doucement que tu vienne à lui.

Tel un ruisseau qui se gonfle d'envie.
Tel un chagrin qui se calme et s'enfuit
Coule en toi des gouttes de folie
Qui te conduisent tout droit vers ce lit.

Et quand se torrent se calmera
Tu t'endormira dans ses bras.
Tendrement il te guidera
Et doucement tu te réveillera.

Et le printemps dans tes yeux éclairés
Pourra enfin ta robe étaler.
Et le bonheur dans ton coeur retrouvé
Pourra laisser sa joie éclater.

Comme une bulle d'eau purifiée.
Comme une bulle d'eau sanctifiée.
Tu seras à jamais acceptée
Dans ce monde rempli de toute beauté.

C'EST MATHEMATIQUE

Il n'y a ni bien, ni mal.
Il n'y a ni plus, ni moins.
Il n'y a que des égals.

Devant l'adversitude
Il y a nos attitudes.
Devant nos certitudes
Il y a trop d'habitudes.
Il faut gagner la solitude
Pour retrouver l'amplitude.
Il faut gagner la solitude
Pour découvrir la plénitude.

Il n'y a ni bien,ni mal
Tout ça n'est bien égal.
Il n'y a ni plus, ni moins
ça, j'en suis bien certain...

COÎNCIDENCES DE L'EXISTENCE

Si tu casse un verre, c'est que tu refuse de boire à la fontaine de la vie.
Si tu casse un miroir, c'est que tu refuse le reflet de ta vie.
Si tu casse ta vie, c'est que tu as besoin de folie.
Alors, vas y! Fonce ! Fais confiance en la vie!
Laisse la tienne en équilibre.
Ne retiens rien et laisse la suivre
Le courant de l'existence
Qui n'a rien à faire de tes résistances,
Qui passera au delà des coïncidences.
Car il n'y en a pas, c'est créé d'avance.
C'est toi qui les devance
Par tes doutes, et ton enfance.

Dépasse les vieux schémas!
Ne reste pas comme ça!
Va chercher au plus profond de toi...
Les vraies réponses dans ta foi...

Existe et vis, crie tes envies!
Montre pourquoi tu oubli
Tous ce qui t'affaiblis.
Montre que tu aime la vie
Sans peur et sans folie...

CATHEDRALE

Belle, fière et théatrale,
Grandiose et sculpturale,
C'est une belle cathédrale
Que pourrait servir de graal.
La grâce est en son coeur,
L'amour est en son sein,
Et la lumière dans son vitrail
Pourrait expliquer je suppose
beaucoup de belles choses.

Ecoutons un instant,
Arrêtons nous pieusement,
Et cherchons doucement
A garder ce moment.
Ecoutons un instant,
Les silences d'antant,
Ils nous disent comment
retrouver nos parents.
Et comprendre vraiment
La vie de maintenant.

Belle, fière et théatrale
Grandiose et sculpturale,
C'est une belle cathédrale,
Qui pourrait bien servir de graal.

La musique y résonne.
Les grandes choches y sonnent.
Et il n'y a personne
Qui ne rit, ni ne chantonne.
La grâce est en son coeur
L'amour est en son sein.
Et la lumière dans son vitrail
Pourrait expliquer, c'est certain
Les grands mystères de certaines failles.

JE T'ACCUEILLE

Approche toi, plus près de moi... Regarde, il y a de la place pour toi, ici et maintenant.

Auprès du foyer qui réchauffe mon coeur, il y a toujours une place pour celui qui as besoin de chaleur. Pas de jugument, pas de rancoeur, par de raison , pas de questions. L'univers nous as réunis, c'est tout, c'est dit.

Sans même une contrepartie, nous voilà ensemble ici. Côte à côte dans le même espace, côte à côte dans le même but, nous allons chercher la clé de notre destinée.

C'est un beau voyage, il va nous émerveiller, nous enchanter. Chaque endroit y est sacré, chaque site vierge et immaculé. A nous de choisir lequel peut nous convenir et d'y laisser nos traces dans l'avenir.

Nous avons le libre choix d'aller et de venir! De rester ou de partir! Rien ni personne ne nous retient. Rien ni personne ne nous contraint.

C'est ça l'amour. Ne rien s'imposer, proposer, expliquer sans diriger. Chacun fait ses choix. Tu peux rester là, le temps de trouver tes pas. Tu peux te confier à moi, si tu en ressens le besoin. Je n'aurais peut être pas les mots qu'il faut à ce moment là, mais mon coeur rejoindra le tien pour éclairer ton chemin.

Et ma lumière te guidera et de ma voix tu entendra. Le voile devant tes yeux se lèvera et des certitudes te parviendrons, arrivant du plus profond de ton être vagabond.

Laisse toi aller. Reprend confiance. Reprend conscience. Oublis tes doutes, oublis tes peurs, reprend ta route vers le bonheur.

Renforcé, délivré, rééquilibré et complètement rassuré et réchauffé!

AVRIL 2017

NUANCE DES ALLIANCES
ENSEMBLE
TON AME EST TON AMIE
MONDE PARALLELE
VIBRATIONS VIBRATOIRES

NUANCE DES ALLIANCES

Prends garde à l'alliance, prends garde aux nuances, prends garde aux compromis mal répartis. Ne te précipite pas sans écouter ta voix.

Ton coeur est là pour te montrer la bonne voie. S'il frémit, s'il sourit, s'il t'emplit, c'est qu'il a compris, c'est qu'il t'invite à la suivre et à accepter sans soucis.

Il ne se trompe jamais et tes limites, il les connaît. Il saura t'emmener là oû tu dois et il choisit les chemins à emprunter.

Et plus tu l'écoutera, plus la route sera claire devant toi. Et ton mental redeviendra sage tout en étant encore dans les parages.

Rester centrer pour avancer, rester aux aguets pour refuser de se lamenter, rester concentrer pour déjouer les pièges de nos pensées qui nous entraînent dans des spirales de négativités, comprendre les réactions de notre corps qui nous parle de nos efforts : voilà le travail à nous, petits humains, pour faire avancer le monde vers demain. Pour enfin rejoindre notre divin qui attend patiemment en nous et en chacun.

Retrouver l'unicité sans arrière pensées, sans rancoeurs, ni combativité, mais en gardant chacun nos spécificités, pour entraîner l'universalité.

Seul ton coeur, ton âme, ta petite voix reconnaîtra ton traçé de vie et ils saurons quand, pourquoi ,oû et avec qui, ils saurons... Alors, écoute les. Ecoute les et suis les pas à pas. Même si tu ne te reconnais pas...

ENSEMBLE

Aujourd'hui, tu as une décision à prendre. J'y vais ou j'y vais pas? Je saute le pas ou je reste là? Je me morfonds ou je fais front? Je choisis quoi? L'action ou l'inaction?

Il te faut quoi? Il te faut qui? Es tu donc seule dans ta vie? Regarde par ici... On est nombreux, on est heureux... Alors ouvre les yeux, sort de l'oubli, ouvre ta vie au paradis...

Donne toi le temps, de temps en temps ,d'oublier tous tes tourments et tu verra que tu t'habituera à oublier tous tes tracas. Ils ne sont là que pour t'enchaîner dans un monde matérialisé, fait de pouvoirs et de sociétés qui nous ont déshumanisés.

Sortir de la matrice n'est pas anecdotique. Il y a des peurs antiques, des douleurs et des vices. Mais nous sommes tous là pour apprendre ces lois et dépasser nos limites dans la foi. Se soutenir sans juger, s'entraider sans défaillir. Nous sommes soudés, différents et formons un tout. Juste dans nos pensées, nous créons le monde des divinités.

Nous allons purifier, transformer ensemble notre passé pour enfin renaître à la diversité et accepter notre dualité. Il n'y a ni bien ,ni mal, ni blanc, ni noir, ni haut, ni bas. Il n'y a que des égals, pas de pouvoir, ni de tracas.

TON AME EST TON AMIE

Ton âme s'envole. Enfin! Laisse lui prendre la place qu'elle mérite. Laisse la s'exprimer, laisse la te dire, te souffler, te susurrer ce qu'elle te prédit, si enfin tu la suis.

Elle te connaît. Elle fait corps avec ton mental. Elle saura lui parler, l'apaiser pour qu'enfin, lui aussi, accepte d'être ton ami. Tu as besoin de lui. Il fait parti de toi et entre lui et ton âme, tu ne choisira pas! Ils sont tous deux essentiels. Il faut juste trouver un équilibre dans ta vie. Que chacun retrouve sa place pour te guider sans souffrir, sans mentir.

Ne t'inquiète pas. Tout va bien se passer. Car ton âme est dans ton coeur. Et lui aussi connait le moyen pour que tu aille bien. Ecoute le battre à ton réveil chaque matin. Ecoute le battre à chaque fois que tu doute. Ecoute le battre, il te guide sur ta route. Il suit les conseils de ton âme qui lui demande de réagir pour t'envoyer les signes.

Ressens la différence dans ton corps entre la colère, la joie ou la peur. Chaque battement de coeur s'adapte à tes humeurs et si tu prend la peine de l'écouter, ce sera une bataille de gagner. Ton intuition, c'est ton âme. Tes impressions, c'est ton âme qui te parle dans ton esprit, qui cogne à la porte pour te dire "ouvre moi, et regarde ce que je t'apporte!"

La solution est en toi. Ecoute! Ecoute toi! Laisse les autres autour de toi se débrouiller pour une fois. Pense à toi! Car personne, même les plus aimants, ne pourra le faire pour toi.

Tu es la seule personne à pouvoir savoir ce que tu veux vraiment. Et surtout, ce qui te correspond. Ce pourquoi ton âme t'a choisit au moment de sa réincarnation. Car elle connaît ta route et sait déjà ce qui va se passer.

Elle saura mettre des signes devant toi pour te guider ou tu dois et là encore, c'est ton coeur qui te dira oû et quand faire les meilleurs choix.

MONDES PARALLELES

Bonjour, merci d'être là aujourd'hui. Merci de m'écouter, de prendre un peu de temps, un peu de temps pour te poser.

Tu prends conscience de quelque chose en toi qui change.
Tu prends conscience de quelque chose qui change en toi.

Concentre toi sur l'intérieur de ton corps. Sens ton coeur battre, écoute le et tu ressentira le flux circuler dans tes artères. Une chaleur douce et tiède te traverse, te transperce. C'est l'énergie qui circule en toi. Elle t'apaise et te guide.

Concentre toi maintenant sur l'extérieur de ton corps. Sens autour de toi comme des electrons qui tournent sur eux même et qui s'entrainent mutuellement dans une danse parfaite et complète. Tu ressens comme une chaleur douce et tiède qui t'enveloppe. C'est l'énergie du cosmos qui t'irradie, qui t'apporte ses bienfaits, qui te montre le paradis.

Maintenant, tu es centré. Centré pour avancer, pour recevoir l'aide dont tu as besoin pour comprendre tes vrais besoins et avancer sur ton chemin.

Chacun de tes centres d'énergie tournent à l'unisson et ils s'unissent aux énergies présentes autour de toi. Pour recevoir la guérison, pour recevoir toute la passion de la reconnexion.

Tu as enfin retrouvé une partie de toi perdue ou oubliée. Tu as retrouvé des sensations depuis longtemps camouflées. C'est un monde nouveau et pourtant bien présent. C'est un monde parallèle qui te fait pousser des ailes.

Il va te conduire, laisse le te guider. Il va te conduire sans peur et sans regret. Fais lui confiance. Fais toi confiance. Ecoute ton corps. Ecoute ton coeur. Ecoute l'énergie autour de toi et ouvre toi à celle qui te convient. Celle qui te fait vibrer sans peur et sans regret.

VIBRATIONS VIBRATOIRE

Repose toi sur la musique. Ecoute battre ton coeur en ryhtme. Aujourd'hui, je suis ton garagiste qui détecte les fuites, qui reconnecte tes circuits pour laisser passer les fluides d'énergie dans ton corps meurtri.

Les vibrations te font vivre. Elles sont le moteur de ton coeur. Elles te calment ou te font peur. Ces vibrations émisent par ton corps, se répandent au dehors et rejoignent celles de l'univers autour de toi. Si elles sont compatibles, alors tu rayonne, si elles sont perturbées, alors tu es déséquilibrée.

Il te faut retrouver cet équilibre pour être à ta place ici.

Il te faut retrouver ton équilibre pour avancer dans ta vie. Ecoute et consciemment, fais vibrer ton corps, ton coeur. Imagine, visualise les vibrations comme des ondes magiques qui te traversent instantannément et augmentent, augmentent, augmentent... progressivement... Elles sont rondes, sensuelles, lumineuses et chaudes. Sans forçer, tu les sens te pénétrer. Elles t'enveloppent, circulent en amplitudes, augmentent tes certitudes.

Laisse les vibrations des sons te pénétrer au plus profond. Laisse les ricocher sur la peau, dans toutes tes cellules. Laisse les absorber ta négativité et transmuter les ondes nocives pour ton être fragile.

Laisse les faire leur travail sans résister. Fais leur confiance. Ça marche comme ça depuis la nuit des temps. Tu avais oublié à quel point il était bon de se laisser aller, de faire confiance à notre nature qu'on a oublié. La société actuelle nous a coupé de ce ressenti et le retrouver va te sauver la vie. Cette sensibilité est un trésor puissant qui te sauvera de tous tes tourments, qui te protégera des inconscients.

Garde dans ton esprit, le jour et le nuit, cette force indestructible que sont les sons qui vibrent. Ils sont partout autour de toi, dans la musique, dans la nature, même dans le silence.

Les vibrations sont intemporelles. Apprends à les ressentir pour les garder en toi. Ecoute avec ton coeur car ce n'est pas une voix. Au mieux, un sentiment, au pire une sensation. Juste une impresssion qui apporte des émotions, qui fait battre ton coeur, qui te garde vivante sans peur, qui te garde aimante.

MAI 2017

LES SENS DE LA VIE
NAISSANCE D'UNE ETOILE
FEMINITE LUNAIRE
POURQUOI?
VISUALISATION POSITIVE

LES SENS DE LA VIE

Merci, merci d'être là aujourd'hui. Merci d'explorer la vie dans le grand infini. Merci de chercher sans tomber dans l'oubli.

Tu es quelqu'un de forte. Et pourtant, tu te perds encore. Tu cherche un guide, un soutien, une épaule. Alors qu'en toi, tu possède déjà une magie, un tout, un rien qui te relie.

Ensemble, nous sommes le tous. Individuellement, nous sommes le tous. Relié à la vie, relié à l'infini. Avons nous compris le sens de la vie? Avons nous compris l'essence de notre vie? L'avons nous vraiment choisi?

Aujourd'hui, l'énergie de la terre, du système solaire, de l'univers, nous demande toute notre attention pour avancer dans la bonne direction, pour prendre les bonnes décisions entre le coeur et la raison. Toutes les âmes ont été éveillées, interrogées, guidées pour les faire se rapprocher selon leur sensibilité. Elles vont devoir oeuvrer ensemble pour emmener ce monde vers sa destinée.

Nous sommes tous concernés, nous sommes tous appelés à y travailler. Chacun sa place, son rôle. Chaque maillon est essentiel, chaque maillon est l'essence même du ciel.

Maintenant, tu comprends. Tu comprends l'importance de ton existence. Telle qu'elle est aujourd'hui, elle donne un sens à la vie car elle fait parti d'un plan bien construit que ton âme a choisit. Le décodage est subtil et parfois inutile. Il vaut mieux se laisser guider par nos sentiments les plus secrets. Et même si ça te semble déplacer, laisse libre cours à tes pensées. Tu peux rêver tout éveillée. Tu peux changer ta destinée si ton coeur en est persuadé. Il n'y a pas de barrières, pas de limites, pas de frontières! Si tu en es là aujourd'hui, c'est que tu cherche un sens à ta vie, des réponses à des questions existencielles mais sache que ce n'est pas l'essentiel. L'essentiel, c'est que tu parle avec ton âme, avec ton coeur et que tu trouve la paix et le bonheur.
Car l'essentiel , c'est l'essence même du ciel.

NAISSANCE D'UNE ETOILE

Te voilà calme et tranquille. Te voilà baignée d'une lueur qui brille. Imagine, du fond de ton coeur, un faisceau qui s'étire jusqu'au delà de ton corps.

Visualise des reflets irisés qui scintillent et qui vont inonder chaque parcelle de tes cellules.

Dirige ton attention sur les sons. Ils t'amènent la guérison car enfin, tu comprends la leçon. Laisse les parler à ton âme, laisse les entrer en toi. Même si tu n'en comprends pas le sens, ton âme saura et elle guidera les ondes positives vers ton coeur pour qu'émerge une plénitude de bonheur.

Cette clarté retrouvée, ce bien être installé sera ta plus grande richesse. Ton plus grand plaisir, c'est de t'aimer. T'aimer et te respecter. Tu y es arrivé! Tu t'es retrouvé! Alors, maintenant, tu vas briller pour l'éternité. Une étoile est née en toi. Tu t'es efforcée de la faire sortir, de la montrer au monde entier. Ne la retiens pas. Laisse la s'exprimer. Laisse la briller plus fort encore. N'ai pas peur. Tu ne risque rien. Elle va juste éblouir sur son passage et montrer à tous ceux que tu croise qu'en toi, il y a un feu, un feu de joie, un feu d'amour, un feu de vie.

C'est cette étoile qui brille en toi, qui émet ce faisceau. Plus tu la laisse briller et plus elle va scintiller, jusqu'à émettre des vibrations se propageant en ultra sons, jusqu'à émettre des ultra sons s'élevant vers l'horizon.

Alors, en toi, tu saura, tu aura, tu pourra. Tous sera plus clair...

Envolés les doutes, disparus les craintes, transformés les rêves...

Pour une réalité, pour une évidence, pour quelques pas de danse, de légèreté et d'assurance. Pour avancer dans l'existence.

FEMINITE LUNAIRE

Je t'emmène faire un voyage dans la galaxie. Je t'emmène découvrir d'oû tu viens? N'ai pas peur, sers moi bien la main et regarde... On est partis...

Dans l'espace, dans la nuit, les étoiles, les planètes, tous s'arrêtent pour nous laisser passer et nous faire découvrir ce que l'on a oublié.

Elle est devant toi. Elle te sourit. Elle te bénit. Tu la retrouve aujourd'hui. Ronde et brillante, elle est féconde et aimante. Son cycle fait perdurer la vie, c'est la mère qui engendre la vie.

Par son rayonnement électro magnétique, elle agit sur nos cellules, sur les océans et sur les rites. C'est la source féminine de la création, c'est elle qui gère nos pulsions.

Depuis la nuit des temps, elle protège son enfant. Issu de l'union sacré avec l'astre suprême, ils tournent à l'unisson dans le grand système. Ils ont créés leur propre monde, avec leurs enfants, issue de la força de cet amour inconditionnel entre le roi soleil et cette reine. Eux seuls sont immortels.

Toi, moi, nous tous réunis, nous sommes leurs enfants, ces enfants là! Nés de la profondeur de cet astre, nés dans le coeur énergétique de cette bulle magique. Créer pour faire évoluer le système solaire tout entier. Chacun sa place, sa destinée.

Ensemble, les enfants de la terre, astre bleuté, planète argentée, nous restons soudés devant l'adversité et c'est pour ça que depuis la nuit des temps, ce monde existe et persiste.

Nous sommes guidés, aimés, et chacun de nos gestes, de nos pensées sont soufflées, orientées pour une seule et même destinée. Pour l'amour de ces astres, des étoiles, de la galaxie. Pour que vivent tous les mondes, tous les coeurs, même dans une autre vie.

POURQUOI?

Maintenant, je m'adresse à l'univers. Celui qui nous guide vers l'unicité, celui qui unit les vers de poésie pour guérir les maladies ,celui qui unit tous les verts sur la palette de la terre.

Humblement, je te demande.Humblement, je te questionne. Humblement, je me mets à ton service pour recevoir ton aide protectrice.

Je sens cette énergie qui me remplie. Je sens cette présence impalpable qui flotte dans l'air, dans l'atmosphère, dans chaque être vivant, dans chaque objet, même dans le vent.

Aucune parole n'est nécessaire. Aucun geste ne peut le faire. Il n'y a que toi, bel univers, qui peut guider cette planète terre.

Alors pourquoi tant de tracas, tant de guerres et de combats?

Nous sommes tes petits soldats et au delà de nos karmas, nous formons une armée sincére et solidaire.

Cette armée, il n'y a que toi qui la connait. Il n'y a que toi qui sait la lever, et quand la guider. Oû et comment la diriger. Le jour est venu de recréer des escadrons, de reformer des pelotons.Tes éclaireurs t'ont informés de la pression, de ce besoin de connexion pour retrouver la direction.

Un seul signe de ta part et tous redémarre. Un seul signe de ta part et ton armée entière repart.

Mais ils nous faut guérir nos blessures respectives. Comprendre nos erreurs, nos faiblesses et nos peurs. Travailler ensemble dans une paix active et s'entrainer mutuellement à la garder vive.

Chacun suit ta loi. Il n'y a pas de passe droit. Le pourquoi n'existe pas. Toi seul sais oû tu vas. C'est comme ça...

VISUALISATIONS POSITIVES

Te voilà apaisée, complètement décontractée. Relâche cette pression qui t'enferme, t'emprisonne et t'empoisonne. Tes possibilités sont infinis. Au delà même de ton corps endormi. Je vais te guider pour rejoindre un monde fantastique. Il est tout près, juste à côté.

Ecoute, suis moi. C'est un monde magnifique. Regarde, nous flottons, plus rien ne nous retient et on peut choisir librement ce que l'on devient. Regarde devant toi apparaître ta voie. Elle te mène, te conduit vers tes désirs, tes rêves que tu croyais futiles. Dans ce monde, tout est possible et il va te montrer comment, comment faire justement. Ne sois pas impatiente, laisse toi aller un moment pour profiter, pour accueillir ces présents.

Visualise, imagine chaque détail les plus infimes de ce rêve subtil. Les couleurs, les sons, les odeurs, le froid, le chaud, les voix, les visages et les paysages. Tous se forment en de belles images. Tous n'est qu'amour et partage, tous n'est que bonheur sans ombrage. Remarque chaque détail pour t'imprégner de cette image...

La scène que tu vois s'inscrit dans tes cellules. Elle devient pour toi une certitude et si l'univers t'en juge sincère alors, crois moi, tu y arrivera. Tu accomplira ce que ton intuition, ton imagination, ton voyage de visualisation vient de te présenter. Tu viens de faire un voyage dans ton futur. Personne ne sait quand, personne ne sait comment. Il y a juste ton âme qui te guide et qui sait pourquoi tu es là, pourquoi tu en es là dans cette vie là.

Tu vas suivre les indications qui viennent à toi sans raison. Ne te mets pas de barrières. Ton instinct à toujours raison. Car c'est ton âme qui te parle de cette façon, qui te guide avec émotion. Agit quand elle te le dit. Sans réfléchir. Comme un reflexe de survie...

JUIN 2017

LA CROISEE DES CHEMINS
TON MIROIR
TEMPS POUR TOUS

LA CROISEE DES CHEMINS

Aujourd'hui, tu te pose beaucoup de questions. Sur les raisons, sur l'existence et tes passions. Pourtant, il n'y a pas de hasard. Il n'y a pas de peut être, il n'y a pas de SI, il n'y a pas de MAIS.

Tout est orchestré ici bas. Tout est planifié crois moi. Personne n'est épargné. C'est la loi de l'univers. Nous y avons tous notre place, notre destin, nos karmas à suivre pour faire avancer le monde vers demain.

Si aujourd'hui tu doute, si aujourd'hui tu cherche, c'est que ta petite voix, ton âme à toi, te réclame. Tu es à la croisée de tes chemins, sans plan, sans boussole, sans GPS pour te guider. Tu vas devoir toute seule trouver. Alors écoute toi car ton âme, ton coeur, ton corps te le dira!

Toi seule sais ce qui est bon pour toi. Et donc bon pour l'univers car au fond de toi tu le sais. C'est l'univers qui te guidera. Juste une petite voix pour te montrer ta voie.

D'un battement d'aile tu choisira le chemin qui te convient avec l'intuition d'avoir la bonne solution à toutes tes questions. Rien de plus facile quand tu écoute le battement de coeur qui te réconforte ou te fait peur. Prends le chemin qui fait battre ce coeur. Ne prends pas celui qui t'épuise ou te fait peur. Tu dois être certaine d'aller vers le bonheur.

La croisée des chemins éclairera ton coeur.

TON MIROIR

Regarde toi dans un miroir. Dans un miroir magique fait de cristaux de bulles d'eau et de particules d'oxygène.

Tu découvre le contour de ton corps. Enveloppe terrestre, enveloppée d'énergie céleste. Cette enveloppe rayonne de toute part et diffuse des ondes chatoyantes et changeantes. Chaudes et mouvantes, elles te protègent. Ressens cette énergie qui te construit. Sa chaleur t'apaise.

Respire par le nez puis par la bouche. Laisse les pores de ta peau s'ouvrir à cette mélodie et rentrer dans tes cellules aussi. Et bientôt, ton visage te sourit. Tu l'invite à te parler pour vous comprendre enfin. A te dire ce qui tourmente ton esprit, ce qui bloque ton chemin.

Une faible lueur se détache de ton coeur. Tu sens sa présence, tu vois sa pâleur. Nous allons ensemble renforcer sa brillance, augmenter son intensité, admirer sa chaleur.

En mettant l'intention d'ouvrir ton coeur à l'amour, à la joie, à la reconnaissance de ton moi, tu vas créer un effet papillon positif sur tes cellules, sur ton coeur.

Regarde, regarde dans ton miroir et vois, sens, ressens, respire, inspire. Et cette lueur devient amour, cette lueur t'émerveille et enfin te révèle, te réveille!

Tu le sais maintenant, tu le sais car tu le sens. C'est en toi, c'est certain. Il te faut juste croire en ton destin. En ce que tu pressant en ton sein. Tes certitudes, tes intuitions, sont les preuves, les évidences de ton existence. Ce pourquoi tu vis, ce pourquoi tu es ici.

UN TEMPS POUR TOUS

Te voilà arrivée. Le vent de ta vie t'a amené jusqu'ici. Il t'a conduit, t'a guidé, sans te commander. Juste une intuition qu'il était temps pour toi de te poser et de comprendre enfin ta vérité.

A chaque instant, les signes sont présents, mais il faut prendre le temps de les comprendre, de les entendre. Messages divins qui t'aident à prendre ton envol, qui persuade ton esprit d'écouter enfin la vie. Ta vraie nature qui s'étiole aujourd'hui va devoir réveiller tes parcelles endormies.

Il est temps justement d'écouter, de regarder, de lâcher prise de toute emprise. Cette beauté révélée, cette nature réveillée, tu vas l'explorer pour qu'elle puisse exploser.

Tel un félin dans la savane, tu explore un nouveau territoire. Tu as dépassé des limites invisibles. Celles qui t'enchainaient dans un monde d'habitudes passives et stériles. Il est temps de tourner la page. N'ai pas peur de l'inconnu que tu crois inatteignable. Tu le peux si tu le veux. Tu le peux si tu écoute. Tu le peux si tu n'as plus aucun doute.

L'assurance, la certitude, l'intuition sert l'abondance et révèle les passions. Oubli cette méfiance et garde confiance. Le temps est venu ou chacun va devoir faire de vrai choix. Des choix de vie en accord avec la vie. Des choix de vie en accord avec l'univers. Pas de compromis, il n'en a que faire. Car il connaît la place de chaque être sur cette terre.

Tu as un libre arbitre! Aujourd'hui! Mais tôt ou tard, tu devras trouver et suivre la route que les étoiles t'ont tracées.

Si l'énergie d'aujourd'hui est décuplée, c'est qu'il est temps, grand temps d'avancer. C'est qu'il est temps, grand temps de se métamorphoser. Ton cocon est en danger. Il est fragilisé. Alors, il faut le sauver, finir la transformation et enfin t'envoler... Quoi qu'il se passe de l'autre côté, tu y as ta place et tes projets.

Prends une grande inspiration, écoute encore une fois tous les sons qui te révèle ta vraie passion. Ressens cette énergie qui te sourit et te remplie. Elle éveille en toi une vitalité longtemps oubliée. Elle éveille en toi une vie jusqu'alors masquée. Elle te révèle la vérité sur toi et ta destinée.

JUILLET 2017

DIALOGUE PERSONNEL

J'attends. J'attends chaque jour les signes de ma vie. Les signes qui me diront oû je vais. Les signes qui me diront pourquoi j'y vais. Je ne veux plus me tromper. Même si je sais que la vie est faite d'expériences et que chacune d'entre elles me rapproche un peu plus de ce que je cherche en moi depuis si longtemps.

Je suis moi et j'ai une place bien précise ici bas. La forçe de la vie m'a montré mon envie d'exploser et d'aimer. Ma reliance à la terre a guidé mon esprit pour sauver la matière. Si je souffre aujourd'hui, c'est que je n'ai pas compris l'importance de ma vie.

Ce fil invisible qui m'ancrent ici même me nourri , me vêtis pour qu'enfin je m'aime. Les forçes invisibles qui me poussent et me guident connaissent mon âme et oeuvrent dans la bataille.

Pas d'oubli possible, pas de répit, pas de replis...

Je dois avancer sans sourciller. J'ai choisis d'être ici. J'ai choisis ma vie. Je reste confiante pour l'humanité car chacun aura sa place et sera guidé. Rien ni personne ne sera oublié dans ce plan parfait des initiés.

Rester centré pour avancer. Rejeter toute négativité. Sans cesse s'écouter, sans cesse s'aimer et se respecter. Sois, et tu sera. Vois, et tu verra.

Je reconditionne mon corps pour qu'il s'adapte aux nouvelles énergies d'aujourd'hui. Je reconditionne mon esprit aux fluides énergétiques de la révolution divine. Tous va se faire progressivement et autour de moi, tous va changer naturellement. Et l'osmose se fera doucement. Chacun découvrira le changement. Je lâche les vieux schémas. J'oublie tous mes karmas et je reste centrée ici bas. Je reprends confiance en moi.

Rien, ni personne ne me détruira car je suis, je reste, je poursuis l'oeuvre de ma vie.

FLAMMES GUERISSEUSES

Ouvre toi! Ouvre ton coeur. Ouvre toutes les cellules de ton corps pour laisser la guérison célèste panser tes plaies et ton mal être. Les flammes divines sont là pour toi. Elles ont accepté de t'aider. Elles ont accepté de partager leurs bienfaits.

Visualise ces flammes qui s'approchent de toi. Par mon intermédiaire, elles prennent forme dans la matière. Elles accompagnent la guérison. Elles guident mes gestes avec adresse pour t'apporter toute leur sagesse.

Les voilà qui pénètrent en toi pour transformer les ondes nocives en amour inconditionnel et essentiel. C'est une vague, un frisson, un lâcher prise immédiat qui te surprend et te laisse sans voix.

Ne te referme pas. Laisse les faire leur travail encore et encore... Ce sont des feux follets qui parcourent ton enveloppe terrestre pour rééquilibrer tes énergies. Et les connections se font, se refont... Le puzzle reprends sa place. Pas une pièce ne manque. Comme une horloge parfaite. C'est léger comme une plume, comme une bulle. Tu te sens flotter. Tes énergies se sont calées sur ta respiration, sur ton coeur, sur un moteur invisible et pourtant si sensible.

Tu vas devoir en prendre soin, jours après jours, pour aller bien. Tu vas apprendre à les comprendre, à les aimer, à les protéger, car elles sont ton essence, tes sens, ta conscience.

Je vais t'aider à les garder en toi, à comprendre leur loi et cultiver ta foi. Ce n'est pas si compliqué que ça! Il faut juste écouter sa petite voix. Prendre le temps de s'aimer soi et réapprendre à vivre, à faire ses choix.

Voilà, le balancier est bien calé. Chaque seconde qui passe forme un éclat, une étincelle, qui te réveille, qui te révèle. Une lumière s'installe autour de toi, forme une aura qui te protège, qui t'allège...

les flammes ont finies leur travail aujourd'hui. Regarde les sortir de ton corps endormis. Regarde les rejoindre le ciel. Tu peux les remercier. Elles t'ont fait vibrer. Elles t'ont réveillé et guidé.

Ressens cette énergie calme et rassurante. Tu es prête à reprendre ta vie avec assurance.

PLENITUDE

Tu as le droit, oui, tu as le droit. Tu y as droit, oui, tu y as droit. Chaque seconde qui passe te le dit. Si tu es ici, c'est que dans ta vie, tu cherche le paradis. Tu ne comprend pas l'importance d'être ici bas. Tu ne comprend pas pourquoi ce choix.

Faut il toujours une explication? Une raison? Une obligation?
Devons nous toujours trouver une direction?
Ne pouvons nous donc pas nous laisser guider par notre passion?

Et bien oui, sans modération. Suis la, sans contre façon. Et tu rentrera avec émotion dans la plénitude avec certitude. Ton assurance est grande et belle. Elle va te donner des ailes. Tes pensées sont créatrices. Elles te guident dans la matrice. Ecoute les faire vibrer ton coeur. Ecoute les! Tu as droit au bonheur!

Tu te laisse porter, tu te laisse entraîner par les élans de ton coeur. Tu navigue au delà des océans. Et tu découvre, vierge et immaculée, une petite île ou tu peux rêver, te poser, reprendre ton souffle avant de prendre une nouvelle route.

Ne sois pas trop pressés. Prends le temps de visualiser, de ressentir, de découvrir ce nouvel élan, ce nouveau tournant qui se présente devant toi en ce moment.

Ton coeur vibre. Tes cellules accueillent. Ton esprit s'apaise et ton corps s'endort. Voilà le signe, le signal, la réponse que tu attendais, que tu cherchais, que tu espérais. Tu entre dans la plénitude. Tu reconnais cette amplitude qui ouvre la voie de tes certitudes.

Maintenant, tu es sur. Tu as fait le bon choix pour toi. Plus aucun doute dans ton esprit. Il est clair et sur de lui.

Ta destinée t'as démontré ta forçe et ta vitalité. Tu vas devoir accepter de quitter le passé, de créer, d'amplifier, de cultiver une autre façon d'aimer, autre façon de vivre en accord avec ton âme, avec tes idéologies, avec ton identité.

Tu peux être fière de toi. Tu peux marcher droit devant toi. Tu peux garder foi en toi. Tu as le droit, oui, tu en as le droit, crois moi.

REPOS DES AMES CREATRICES

Je t'invite à te poser. Je t'invite à t'écouter. Je t'invite à laisser les mots, les sons, les odeurs de cet instant à réveiller ton coeur, à pénétrer ton corps, à faire vibrer tes cellules. Ce sont ces vibrations, ces sensations qui t'amènent la guérison, qui te conduisent avec délicatesse vers ton monde, vers une ivresse de tendresse.

Nul ne doit combattre aujourd'hui, ici bas. Nul ne doit se battre dans sa vie, crois moi. Quand tu aura foi en ton énergie, tu comprendra à quel point cette loi régie ta vie. Tu comprendra ta nécessité de t'aimer, de t'écouter et de te pardonner.

Ce monde est entrain de changer et chacun y a sa place, et sa part de responsabilité. Nous ne faisons qu'un, et ce un, c'est pour demain. Personne ne sait quand, personne ne sait comment. Une seule chose est certaine : personne ne pourra prendre le risque de se perdre. Chaque chemin est tracé et les signes de chacun sont précis. L'énergie d'aujourd'hui nous y conduit. Doucement pour certain , avec vigueur pour d'autres car le temps nous est compté. Et il faut des initiés pour entrainer les brebis égarées.

Pour cela, tu vas trouver. Pour cela tu vas chercher le repos de l'âme, la reconnexion à tes vibrations. Pour comprendre et accepter, pour sentir et ressentir, pour réapprendre à respirer, à lâcher prise et à t'aimer.

Pour retrouver l'unicité, le tout, le un, le seul et l'unique amour de ta vie, de la matrice, de la mère créatrice, tu dois te reposer. Accepter une pause. Un repos bien mérité qui vas t'aider à faire tes choix. Qui vas t'aider à te mettre sur la voie.

Ton ressenti ne te trompera pas. Ton coeur sait, ton corps suit et ton âme enfin te le dit. C'est elle qui te conduit vers ce paradis. C'est elle que tu vas retrouver dans cette quête d'unité.

Et toutes les âmes regroupées n'en feront qu'une pour l'éternité.

Et toutes les âmes réveillées guideront l'humanité vers un ailleurs tellement meilleur. Pas de regrets, pas de rancoeurs, juste un oubli de toute cette vie, de tous soucis et des non dits. Juste une évidence dans la tourmente, juste une assurance qui se présente.

Et tu te redresse, et tu deviens agile pour rechercher avec adresse ton bonheur, ton chemin, ta voie dans ce monde si complexe et si juste à la fois. Cela devient facile dés que tu lâche prise. Cela devient facile dés que ton âme s'amuse et te titille.

Redeviens toi... Dans ta spontanéité, dans ta vérité, dans ton humilité, sans juger. Petit enfant réveillé. Innocent et plein d'idées. Garde ces yeux d'éveillés et recommence à créer.

SENSIBILITE

Abat les cloisons de ta prison. Ne laisse personne les reconstruire. Elles doivent disparaître de ta vision pour faire place à ton avenir.

Recréé tes rêves les plus secrets pour qu'ils prennent forme dans la matière. Tapisse les murs de ton esprit de ta lumière, de sons, d'odeurs et de couleurs printanières.

Tu viens de recréer ton monde et ton coeur pur, ton âme mature t'emmène, t'entraîne vers les cîmes étincelantes de la nature. L'air y est si pur qu'il pénètre en toi en effaçant tout tes tracas. Rien ne résiste, rien ne persiste. Il est plus fort que tout! Il transmute et c'est tout!

Te voilà exposée, sans défense, libre de montrer ce qu'avant tu voulais masquer, cacher, dissimuler. Montrer sa sensibilité, ses émotions, sa vérité, n'est pas si compliqué quand on parvient à s'aimer, à s'accepter.

Ressens les sentiments qui remontent en toi. Ils troublent ton esprit. Tu n'es pas habituée à te dévoiler et ces remous font remonter des émotions depuis longtemps étouffées.

N'ai pas peur, tu vas y arriver... Tu vas te trouver, te construire, car c'est la clé de ton avenir. Ne combat pas ton passé, n'y reste pas enfermé. Il te faut juste l'accepter, sans peines et sans regets. Chaque seconde passée dans ta vie d'hier et d'aujourd'hui t'a amené vers ta destinée doucement à point nommé. Tout y a été juste, tout y a été orchestré pour le bien de l'humanité. Ne pas juger, ne pas comparer, juste avancer sur ton sentier pour arriver à l'unité.

Les barreaux, les murs, tous les obstacles qui dans ta vie t'ont figé, désarmé, empêché d'avancer, t'ont conduit à aujourd'hui. Tu as été choisie, toi aussi. Tu as été guidé jusqu'ici pour créer ce nouveau monde de liberté, d'amour et de sensibilité. Ouvre grand ton coeur, ouvre grand ton esprit car il est sur maintenant que tu vas déployer ton énergie, guérir et t'envoler vers un infini déjà tracé. Un infini ou tous s'unit. L'infini de la vie. L'infini de ta vie.

Connexion à ton âme, connexion à ton divin, connexion à ton coeur.

Sensibilité exacerbée pour partager, déployer, unifier, chaque être vivant.

Suit cette énergie qui te conduit, qui te soutient, qui te guérie.

Ecoute ce qu'elle te dit et n'ai plus peur aujourd'hui.

VENT DE FOLIE ET VENT D'OUBLI

C'est un véritable vent de folie qui s'abat sur ta vie aujourd'hui. Tu ne sais plus, tu ne sens plus, tu oublie. Seul ton coeur vit...

Car lui seul sait, lui seul sent. Il te maintient en vie pour que tu comprenne enfin. En attendant de découvrir ce trésor caché en toi, calme cette tempête, stoppe cet ouragan, dessere ce carcan. N'oublie pas, ne t'oublie pas. Cherche toi, cherche en toi. Tu as tous, tu es tous...

Tu as juste besoin d'être rassuré, c'est certain. Dans ce monde gonflé d'incertitudes, tu cherche un brin de solitude pour t'aimer avec gratitude. Reste dans ta bulle, restes y sans inquiètude pour retrouver ta quiétude et ressourcer ton esprit embrumé.

Ecoute ta respiration, ressent cette sensation.La paix s'installe en toi. Le vent de folie se calme petit à petit. C'est une belle brise qui maintenant te transporte, te traverse au simple gré des battements de ton coeur. C'est une ivresse, une caresse.

Voilà ta renaissance, voilà ta connaissance. Et tout s'éclaire! Tous devient clair! Plus aucun doute, évidence, clairvoyance. Tu vois enfin ta route! Sans détour, sans retour, droit devant. Ne regarde pas en arrière! Plus rien ne brisera ta foi. Entière, complête, intègre tu sera.

Garde le droit de changer, de bouger, de te transformer, si demain tu as le choix. Avec ton coeur, tu saura, avec ton coeur, tu vibrera et ton corps te suivra.

Oubli tes soucis, balaie tes peurs et crois en ta folie, elle est ton amie.

Oubli et vis chaque seconde, chaque minute de ta vie comme un parfum que tu respire et qui gonfle tes poumons de sensations, d'émotions, de réactions.

C'est bon... c'est fort... c'est la vie...

NUAGES D'ESPOIRS

Ils sont là, au dessus de ta tête. Passant du blanc au noir, d'espoirs en désespoirs. D'une brume légère à une lourde atmosphère, il s'y reflête tes humeurs, tes pensées, ton passé et tes petits bonheurs.

Mouvants à souhait pour te guider. Guider ton esprit dans des rêves éveillés. Suis les et oubli. Oubli qui tu es. A cet instant précis, ils te demandent de les suivre. Sans arrière pensées, ils sont là pour t'aider.

Regarde les s'étirer, évoluer. Laisse ton imagination vagabonder et bientôt des images de pure beauté vont se dessiner. Juste un instant, un court instant. Pas le temps d'analyser que l'image s'est estompée, remplacée, transformée. Mais ton coeur a vus, tes cellules aussi. Tu créée, tu rêve toute éveillée, tu présente à l'univers ce que de ta vie, tu voudrais faire. Tu présente à l'univers le tréfond de tes peurs qu'il s'empresse de défaire.

Laisse toi aller. Respire sans forçer. Imagine. Visualise ces nuages d'espoirs qui prennent forme devant toi. Aussi mouvants qu'ils soient, tu peux les modeler, car eux aussi sont ton miroir aujourd'hui. Eux aussi ont des clés pour toi, pour te montrer ta voie. Par leur message d'amour, ils sèment des petits cailloux sur ton chemin. Ils te tendent la main quand tu en as besoin.

Un ciel sans nuage signe un répit dans ta vie. Un ciel trop chargé demande un lâcher prise avant de te parler.

Ne retiens rien, laisse toi aller. N'imagine rien, laisse ton âme te guider. Elle saura t'emmener, elle saura t'expliquer ce que pour toi la vie prévoit.

Sans l'ombre d'un doute, sans aucun regret, ils passent leur route après t'avoir guidé.

AOUT 2017

RESPIRATION ACCEPTATION
FORCE TRANQUILE
ANGE AILE
AVEC AMITIE
RONDE DU MONDE

RESPIRATION ACCEPTATION

Je t'invite à ressentir ton corps. Respire tranquilement...

Gonfle tes poumons doucement et ressens cette énergie qui rentre en toi. Imagine, visualise une lumière blanche, chaude, pure et cristalline. Elle pénètre en toi sans forçe, naturellement, et enveloppe instantanément tes cellules. Dans le moindre interstice de ton corps, elle irradie. Partout, elle réchauffe, elle s'installe, et au fur et à mesure de sa progression, elle guérie, elle se cale et te calme. Un répit ! Elle absorbe, elle résorbe tes blocages, tes décalages, tes outrages.

Ton coeur est ton moteur : le moteur qui contrôle tes humeurs et il soutient cette énergie. Il la canalise en lui pour la purifier, la densifier et la faire circuler.

Sans état d'âme, il rejette la négativité.

Sans état d'âme, il rejette la douleur et le regret.

Sans état d'âme, il t'oblige à te contrôler et à t'écouter.

Il fera le tri de ce que tu vas garder et ce qui te nourri sera transformé en amour, paix et vitalité.

Expire, inspire et le travail se fait. Sans aucun doute tu le reconnais. Regarde ce flux te traverser. Ressens ce flux te quitter.

Si la machine est bien huilée, si elle est bien utilisée, ce sera pour ta santé, ton calme et ta spiritualité. Tu y retrouve tous les bienfaits pour une vie juste équilibrée. Tu ré harmonise tes chakras pour dissoudre tes tracas.

Si tu ressens une pointe dans ton coeur, c'est que tu n'es pas en accord avec le bonheur. Un doute, une peur te bloque! Un ressenti bloque ta vie...

Inspire, expire et le travail se fait. Sans aucun doute, tu le reconnais. Accorde toi la guérison. Accorde toi à tes vraies passions. Et tous se fera sans raison. Si tu es dans l'acceptation, dans ta respiration, ta vie, tu l'accepte sans façon.

FORCE TRANQUILLE

Regarde, regarde toi... Plus près... Plus près de toi... Rapproche toi... Tu as ton oeil pour ça... Ouvre le et laisse le te dire, te montrer.

Respire tranquilement. Tu as le temps. Rien ne se fera que tu ne puisse supporter, accepter. Rien ne se fera sans ton accord. Inconsciemment ou consciemment, tu le sais déjà. Tu dois te laisser porter d'abord. Lâcher prise est essentiel si tu veux comprendre les sens de ton ciel. Larguer les amarres, remonter l'ancre qui te rattache et t'empêche d'être toi même. Déployer les voiles pour accepter l'énergie divine et ne pas diriger les courants de ta destinée. C'est une recette comme une autre. A toi de l'adapter, de prendre à l'unité, ou de choisir sa globalité.

Le résultat, tu devras l'accepter car ton destin est déjà tracé. Pas de hasard, pas regret, plus de doute possible car ta boussole est là! Ta boussole est forte! Ta boussole est dans ton corps, dans toutes tes cellules, dans ton coeur, dans ton amour. C'est elle qui te guide... C'est elle qui choisit... Et si malgré toi tu te dis : mais pourquoi ça aujourd'hui? C'est que c'est elle qui te conduit, qui guide ta vie.

Rien ni personne ne pourra te faire dévier. Rien ni personne ne saura t'empêcher. Car quelque chose en toi te dira : vas sur ce chemin là! Ais confiance en moi ! N'écoute pas les rabats joie qui ne te connaissent pas. Ta forçe, c'est ça ! Ta forçe est là ! Ta forçe, c'est moi.

Voilà, tu as compris... Tu assimile enfin ta vie... Et tu écris un nouveau chapitre, une nouvelle histoire. Tu ferme la boucle. Et tu redémarre... C'est une histoire qui te ressemble ici et maintenant, dans cette nouvelle énergie pour une nouvelle vie...

Sois toi même et tu sera compris. Sois toi même le guide de ta vie pour qu' autour de toi l'énergie se transforme en paradis.

Effet papillon, effet tourbillon, effet protection.

Forçe tranquille, esprit utile, amour subtile.

ANGE AILE

Installe toi bien. Repose toi. Laisse toi aller... Imagine les yeux fermés, deux ailes, bien dessinées, ouvertes ou fermées, blanches ou colorées.

Elles suivent la mélodie de ton esprit. Elles suivent ton coeur qui s'ouvre aujourd'hui. Admire chaque détail, chaque éclat, chaque pétale, chaque écaille. Ces ailes sont les plus belles et ce sont elles qui sur toi veillent.

Sans bruit et sans relâche, elles restent fidèlent à leur tâche.

Sans bruit et sans relâche, tu les oublie et elles se cachent.

Tu vas redécouvrir leur douceur, leur chaleur. Elles te serrent sur leur coeur pour te montrer ton bonheur. Maintenant, tu vas ouvrir les yeux au dedans. Tu vas ouvrir ton âme qui t'attend et te parle si souvent.

Toutes les ailes, d'oû qu'elles viennent sont des vibrations positives qui te parlent, qui t'invitent et qui te guident.

Ce sont des messagers, des anges gardiens, le reflet de tes pensées. Cherche les partout autour de toi pour quider tes pas. Elles sont là, puis là, et là encore... Regarde les, ressens leur énergie. Ces ondes bienfaitrices qui véhiculent l'amour dans la matrice, qui amène la joie et le bonheur d'être là.

Instant présent, instant sacré auquel il faut se consacrer pleinement et sans regret. Aimer la vie, rester ailé pour que rien ne puisse abimer cet instant magique d'éternité.

Reprends tes ailes ou ouvre toi. Reprends tes ailes et ouvre les! Elles n'attendent que toi pour déployer leur forçe ici bas. Elles t'appartiennent de droit. Tu n'as pas à hésiter. Elles sont à toi depuis l'éternité. Aujourd'hui, tu as le droit, le devoir pour elles d'exister. Alors créée, créée ta vie d'ange ailé! Recréée et envole toi vers ta destinée.

Te voilà partis, trés loin d'ici ! Tu survole ton paradis. Maintenant, atterri juste là! Ici! Tout en bas! Regarde, c'est pour toi! Ce que tu cherche, ce que tu attends, c'est juste là et c'est juste juste.

Prends et n'oublie pas. Sois juste avec toi et le reste suivra. N'attend personne car il n'y a que toi qui peut suivre cette voie. C'est la tienne, elle te va. Crois moi...

AVEC AMITIE

Je ne pensais pas un jour écrire ça et être lut par toi.
Je ne pensais pas un jour être moi et vivre enfin ma foi.
Le réveil a été dur, il m'a fallut beaucoup d'émoi.
La colère a été pure, j'ai crié fort ma loi.

Je renais dans la nature, avec ma vraie nature.
Je renais dans la nature, et elle redevient pure.
Laver tous les tourments, rincer les empêchements.
Effacer les serments qui enchainent éternellement.

Redevenir soi, rester enfin son propre gardien.
Accepter sans plus aucun doute son destin.
Refuser tous les malheurs et les chagrins.
Et ne garder que le bonheur tous les matins.

Rien ne pourra plus me détourner, me dévier.
J'ai appris à m'écouter, à me méfier.
Et si d'aventure vous êtes tenté de me piéger,
Sachez que de toute manière, de toute façon,
Je n'ai plus qu'une manière, qu'une façon,
De conjuguer le verbe AIMER.
De vivre sans animosité.
De partager mon coeur avec votre amitié.

RONDE DU MONDE

Tu as parfois l'impression de faire parti d'un autre monde.
Tu as parfois l'impression de voir bouger ton ombre.

Ne pas vivre dans cette réalité, éloignée d'un quotidien désenchanté, assurée au plus profond de ton être que ton âme te guide aujourd'hui. Tu la suis... Rien n'est plus, rien n'est moins, rien n'est pareil... Tout est à reconstruire, repenser, ré harmoniser, réunifier...

Quelque chose en toi te pousse malgré toi à regarder ce miroir d'une autre manière. Tu ne reconnais pas ce reflet car tu es entrain de changer. Tu t'étais oublié au point d'y perdre ta santé. Tu t'étais oublié au point de renier ta destinée.

Tes forçes t'ont quitté pour t'obliger à t'arrêter et l'univers t'a montré une porte longtemps masquée. Il t'a fallut essayer de nombreuses clés pour enfin trouver celle qui ouvre tes pensées, pour enfin créer tes rêves les plus secrets, pour enfin oser exister.

Laisse derrière toi ce passé, laisse derrière toi tes regrets, car je vois, j'admire, je découvre une âme en transition vers un avenir futile.

Tu es un hologramme, tantôt positif, tantôt négatif. Traversée de particules qui s'ancrent dans la matrice. Ton rôle, ta place d'actrice et tous les artifices, te permettent d'évoluer, d'exister, et d'apporter à toute l'humanité une raison d'espérer, un avenir éclairé, illuminé dans la voie lactée.

Ne crains rien, tu ne vas pas te dédoubler.
Ne crains rien, tu es choisi pas ton destin.

Des choix depuis longtemps sont fait. Pour toi, pour que tu puisse retrouver ton chemin. Ecoute cet autre monde, il te parle et te sonde.

Tu as été élu en eaux profondes, pour recréer l'amour dans la ronde.

SEPTEMBRE 2017

FRACTURE SPATIO TEMPORELLE
VIBRATIONS D'AMOUR
ERE NOUVELLE

FRACTURE SPATIO TEMPORELLE

Nous allons réaliser un voyage particulier. Chacun dans notre bulle, qui pour finir, se rassemble et n'en font qu'une.

Nous avons nos propres commandes. Nous gérons nos propres demandes. Nous suivons notre instinct, sans question pour demain.

La confiance règne au plus profond de notre coeur. Nos cellules s'émerveillent de cette belle douceur. Et nous voilà en apesanteur.

Le monde tel que nous le connaissons vient de s'arrêter, de se poser. Quelque chose d'indescriptible vient d'arriver. Nous ne sommes plus matière, nous sommes l'univers. Nous avons quitté notre enveloppe terrestre pour rejoindre l'espace le plus céleste.

En un quart de seconde, un millième de centième, plus rien n'est palpable, reconnaissable, identifiable. C'est le tout, le rien, l'infini, l'oubli. Une fusion complète, un chemin qui s'arrête. Dans un dernier élan,nous devons nous lancer pour l'avenir de l'humanité.

Pas de pont, pas de passerelle, pas de corde pour nous encorder. Faites confiance à vos ailes, elles vous portent et réalisent vos souhaits. Laissez vous mener, promener, vous planer...

Cette sensation de légèreté, d'ivresse et de clarté va nous mener vers un monde parallèle à notre univers. L'ouverture de conscience permet l'ouverture de l'esprit pour qu'enfin une fracture puisse nous montrer la vie. Dans l'espace temps et le temps, entre chaque interstice, arrive un moment ou la reconnaissance existe.

Ecoutons nos tourments pour guérir nos blessures. Comprenons nos peurs pour ne plus en avoir peur. Guérissons nos corps pour déployer nos âmes. Oû nous sommes aujourd'hui, à cet instant précis, nous avons l'oubli comme ami dans la vie.

C'est un bain de jouvence dans un lac de brillance, qui nous rendra notre enfance, notre insouciance et notre ambivalence

VIBRATIONS D'AMOUR

Donne moi ta main. Avec confiance, pose la dans la mienne. Et nous ne ferons qu'un. Nos âmes rejoignent le ciel. Oubli ta vie, ta vie d'ici, ta vie d'aujourd'hui. Remet ton coeur comme au premier jour de ta vie. Quand tu as poussé ton premier cri...

Ne combat pas, ne combat plus. Laisse couler, laisse passer ce vent de liberté. Depuis longtemps maintenant, tu cherche une accalmie, tu cherche une raison d'exister, tu cherche une amie sur qui tu puisse compter.

Mais as tu la moindre idée de ce que toi tu es?
Mais as tu la moinde idée de ce qu'est la réalité?

Crois tu que ce monde existe sans raison? Crois tu que tu fasse exception? Ne te sépare pas. Ne te sépare jamais plus. Reste en accord avec toi même, avec ce que tu es, ce que tu sens, ce qui te rend brillante et t'émerveille à la fois.

Qu'importe ce que tu entends, qu'importe même ce que tu ressens.

Qu'importe ce que tu vois, qu'importe ce que l'on t'envoie. Si tu es en accord avec toi, avec ça, avec ton monde autour de toi. Alors va! Et suis ta voie, ta voix, et ne doute plus, ne cherche plus.

Ne laisse personne te détourner, t'empêcher d'avancer et les obstacles autour de toi vont se détourner, s'effacer. Comme la peur attire la peur, alors la confiance attire la confiance. Comme le doute attire le doute, alors la plénitude attire la plénitude.

Ecoute ton corps respirer, ton coeur voyager au delà de la voie lactée. Tu vas sentir les vibrations énergétique d'un monde parallèle dont tu fais partie. Tu as été conditionné pour l'oublier, pour le protéger. Mais aujourd'hui, tu as la possibilité de le rejoindre, de le retrouver. Car lui seul peut maintenant te sauver. Il t'attend patiemment. A qui sait ouvrir sa porte, à qui sait mettre de côté ses préjugés, avec un amour inconditionnel, il redonne des ailes. Il réponds à tes questions et s'offre à toi sans raison. Tu n'as plus qu'à l'accueillir dans ton écrin de cristal, dans ton coeur qui devient graal.

Et ces vibrations vont se refléter, rebondir, et tu vas les renvoyer, les partager, les distribuer sans cesser d'exister. Cela est et sera ta nourriture dans l'au delà. Sans ces vibrations, pas d'amour, sans amour, pas de vibrations. Ce monde n'est fait que de vibrations d'amour. Il t'appartient de le rejoindre pour décupler ses effets et contre carré les ondes négatives qui s'immiscent dans ta vie aujourd'hui.

Accepte cette pause, ce moment de repos. Accepte cette connexion même momentanément...Découvre les bienfaits, les trésors que ce monde peut t'envoyer pour te guider. Recommence autant de fois qu'il faut pour en toi les fixer. Et enfin, tu pourra rayonner, et tu pourra partager.

ERE NOUVELLE

Anges, archanges, guides divins, venez nous guider, venez nous orienter, venez nous montrer notre chemin.

L'aujourd'hui d'aujourd'hui ne nous convient plus. Nous cherchons un appui pour sortir de l'oubli, pour nous apporter l'énergie que nous n'avons plus aujourd'hui. Pourtant, nous le savons, au fond de nous c'est clair. Pourtant, nous le savons, quand nous nous écoutons c'est clair.

Notre fatigue est physique mais notre esprit est clair.

Notre ennui est psychique mais notre forçe est claire.

Nous n'avons jamais été aussi sur de nous, de nos capacités, de nos projets, et de notre foi. Mais la vérité, c'est que même si nous sommes motivés, nous ne voyons rien avancer, nous ne voyons rien progresser. Nous avons l'impression de stagner.

Sommes nous trop pressée? Devons nous encore attendre pour espérer? Nous avons parfois l'impression de vouloir aller trops vite, et que le monde d'aujourd'hui n'est pas encore prêt à nous suivre. Nous avons parfois l'impression de devoir attendre pour que le monde autour de nous puisse nous entendre... Quelque chose d'impalpable. Une peur inéluctable pour un avenir indomptable.

Mais nous, nous n'avons pas peur.Nous voudrions aller plus vite pour arriver ailleurs. Pour enfin vivre une vie en couleur qui nous apporte le bonheur. Les civilisations de tout temps ont recherché cette stabilité. Nous l'avions pourtant, il y a maintenant de bien nombreuses années. Nous la retrouverons, j'en suis persuadée. Eclairés, nous le sommes pour avancés. Il y a parmi les êtres de cette planète des guides prédestinés. Ils ont reçu un héritage, un devoir de sage, une âme unique, une âme magique...

Ces âmes sont entrain de se relier, de se rassembler, de se découvrir, de se nourrir. Une ère nouvelle se prépare quelque part... La transformation a déjà commencé. Le cocon est déjà formé et la chrysalide commence à frissonner. Il faut laisser le temps au temps....

Sans se mettre en danger, avancer prudemment, en toute sincérité. Voilà, c'est ça... Ne pas se faire de mal... Un pas à la fois...Le corps doit être en accord. Prendre chaque seconde, chaque minute, chaque heure qui passe comme un nouveau départ, un passage autorisé vers notre future destinée.

Nous sommes guidés alors pourquoi s'inquiéter? Nous ferons notre chemin pour nous conduire vers un lendemain. Puisque notre destinée est déjà tracée, il nous suffit d'avancer.

JANVIER 2018

DITES MOI POURQUOI?
FEU INTERIEUR
INSOMNIE
MESSAGE ANGELIQUE
RESPIRATION DIVINE
REGARDE DEVANT TOI
NE PERDS PAS TA LUMIERE
MAGIE DE L'UNIVERS
GUERISON DE L'AME
AU DELA DES MOTS
INCONNU
TU ES CE QUE TU ES
PASSE DE L'AUTRE COTE

DITES MOI POURQUOI?

Dites moi pourquoi les mots me parlent.
Dites moi pourquoi j'ai tant besoin de les entendre.
Dites moi pourquoi je m'en nourri de les écrire.
Dites moi pourquoi eux seul calment mon esprit.

Ils sont ma drogue, ma nourriture,
Comme une recette ou une culture.
Bien au delà de ma nature,
Ils portent en moi un esprit pur.

Dites moi comment chercher le sens.
Dites moi comment comprendre le but.
Dites moi voir le plus beau.
Dites moi comment aller là haut.

Ils m'aident à gérer mon égo.
Comme un message du très haut.
Bien cachés dans la photo,
Ils m'apportent le repos.

Dites moi encore une fois.
Dites moi pour une seule fois.
Dites moi, je vous en prie.
Dites moi ce que j'écris.
Tant que je n'aurai pas compris.
Rien ne me sert de vivre si je dois survivre.
Laisses ta vie se vivre et oubli que tu vis.

FEU INTERIEUR

Le dernier tournant de mon existence
M'amène aux portes de ma conscience.
Je n'me fais plus du tout confiance
Pour retrouver mon existence.
Et c'est perdu dans ma conscience
Que je recherche la confiance.

Ma tête me brûle, mon coeur s'emballe
Mon esprit résonne comme une cymbale.
Mon corps est mort, je m'empoisonne
Je ne vis plus, je déraisonne.
Je ne suis bien que dans ce bal
Je danse, je vole et je m'emballe.

J'ai retrouvé mon existence
Je veux la paix de ma conscience.
La vie m'apporte toute sa confiance.
Parce que j'existe et c'est intense,
Avec les preuves de toutes les sciences.

INSOMNIES

Insomnie, insomnie ! Mais qu'est ce qu'une insomnie?
Je nie la somme de un, je me renie!
Je nie ma vie en somme, et je m'enfuie.
Pourquoi? Pour qui? Surtout pour moi.
Je ne suis pas le maître de ma vie.
Alors je cherche et je m'agresse
Je ne supporte pas ma paresse.
Je cherche la forçe dans mon adresse
Avant d'comprendre mes maladresses.

Insomnie, insomnie ! Mais qu'est ce qu'une insomnie?
Je suis l'oiseau tombé du nid!
Qui cherche à comprendre sa vie.
Pourquoi? Pour qui? Surtout pour moi.
J'ouvre enfin les ailes de ma vie.
Etre complexe plein de flammèches
Foyer de feu intense et bref.
Je brûle mes ailes dans une caresse
Je voudrais vivre à grande vitesse.

MESSAGE ANGELIQUE

Foyer incandescent
Tison rougeoyant
Rouge passionnant
Passion de la chaleur
Ouverture du coeur.
Beauté de l'âme soeur
Soeur jumelle éternelle
Flamme intemporelle.
Pluie d'étincelles
Etincelle d'amour
Frissonne d'un jour
Eclaire toujours.
Message angélique
A ton être elfique.
Ecoute et ressens
Tous ces sentiments
Qui en toi sont latents.
Message empirique
Message magique
Chaleur du coeur
Chaleur du corps
Encore...

UNE RESPIRATION DIVINE

Apprend à arrêter ta respiration mécanique pour écouter ton corps, pour écouter ta respiration divine, ta partie créatrice, ton âme, une partie de toi invisible mais qui sommeil en attendant ton réveil.

Oubli cette mécanique empirique qui fait écran à ton être de lumière. Oubli tous ce que tu as appris jusqu'ici, tous ce que tu as lus ou entendus pour t'ouvrir à la vie.

Tu es la créatrice de ta propre matrice. Personne ne peut t'imposer une seule façon d'aimer, de penser, ou même d'avancer. Il n'y a pas une clé, il y en a des milliers.

La chercher, la trouver, et ensuite la respecter, peut demander plusieurs vies, mais sache que quand tu l'aura trouvé, tu le sentira. Tu ne pourra plus en douter, c'est en toi déjà depuis l'éternité.

Dans cette respiration mécanique, tu t'accroche au physique. Tu empêche ton âme de prendre sa place, tu empêche ta lumière de croître et de te montrer la voie à suivre.

Va au delà! Transporte ton attention au delà de cette respiration. Et alors, tu sens monter en toi, tu sens déborder une énergie. Voilà! Ça y est! Tu y est! Ce sont des ondes, les ondes de ce monde qui passent à travers toi. Qui se mélangent à l'univers autour de toi et qui créées ta matrice avec ces cicatrices.

Et comme l'histoire se répète depuis la nuit des temps, toi, moi et tous les autres, nous traînons nos peurs, nos blocages, de générations en générations... Oubliant de lâcher prise, d'admettre et d'accepter ce que l'on est tout simplement, sans se juger, en s'aimant naturellement. Cette nouvelle respiration va devenir ta maison, ton quotidien. Toi seule en as la clé. Tu y vas quand tu veux, dés que tu le peux, et bientôt tu pourras la garder en toi, la vivre, la respirer et la partager avec l'univers tout entier. Avec le petit rouge gorge que tu vois piailler devant toi, avec cette femme qui te sourit sans raison aujourd'hui, avec la pluie qui efface tes soucis, avec tes proches et tes amis.

C'est ça rayonner le bonheur, partager le bonheur, respirer le bonheur. Et si, en plus, tu frissonne, si en plus tu sens une émotion plus forte encore qui submerge ton coeur, alors tu découvre l'amour, l'orgasme de non retour.

REGARDE DEVANT TOI

Regarde devant toi. Ne vois tu pas? Ne sens tu pas?

Derrière une cascade de larmes turquoises, derrière une barrière de sentiments, brille une étoile au firmament.

Tu as travaillé dur, t'es remise en question, as écouté ta vraie passion et mise de côté ta raison. Et aujourd'hui, te voilà récompensée, tu y es arrivée! Tu as ouverte ta carapace pour y faire de la place. Et une brèche est apparue et ton coeur s'est mit à nu.

Reste bien concentré, des efforts te seront encore demandés. Rien n'est ici bas, figé. C'est ça la dualité. Il faut sans cesse se batailler pour garder paix et sérénité. Jusqu'au jour ou enfin dans le monde entier, chacun pourra sur ses lauriers se reposer.

En attendant, tu vas continuer à avancer, à progresser, et à t'aimer. Pour que cette brèche puisse exploser, et se désintégrer dans l'univers tout entier. Tu as fait le premier pas et, comme celui fait sur la lune il y a bien longtemps, le tien est aussi important. Car tu emmène l'avenir de l'univers. Tu trace la route à ceux qui doutent. Tu défriche une parcelle pour semer les graines de demain. Les graines qui nourrirons, qui soignerons et enfanterons une nouvelle société. Tu es la pionnière des consciences réveillées.

Avance prudemment pour ne pas effrayer ceux qui ne sont pas encore préparés. Sache que tu fais parti maintenant d'une famille d'âme bien plus évoluée que l'ordinaire. Tous y viendrons, tôt ou tard. Car c'est notre destinée, notre place dans le cosmos, l'avenir du système solaire tout entier. Tout y est inscrit, préparé, planifié et nous, petits humains, on y peut rien! Sinon suivre main dans la main...

Alors concentre toi bien et ouvre cette brèche encore un peu.

Patiemment, sans regret, avec curiosité et tu vas découvrir un monde tout blanc, un monde brillant, en paix et pleins d'opportunités.

NE PERD PAS TA LUMIERE

Particules d'éclats et éclats de particules.
Energie de vibrations ou vibrations d'énergie.
Visualise un canal, un tunnel, une chapelle, une émotion dans chacun de tes ventricules. Des paillettes se reflètent, des reflets se pailletent de couleur verte. Un rayon arrive du plus profond, submerge ta raison pour réveiller ta passion...

Protège cette bulle si minuscule. Personne ne doit y entrer sans y être invité. Elle doit rester là, en toi. Car elle représente ta foi, ta propre loi. Fais la grandir, s'ouvrir, fleurir! Fais lui découvrir ton rire, tes délires... Montre ton envie de croquer la vie, de rester dans l'infini, de vibrer à l'infini, d'être dans ta vie...

Ouvre le faisceau de ce réseau. Déploie les fils qui te relient à la puissance de tes sens. Recherche les anomalies si tu ressens une perte d'énergie. Le malaise n'a de sens que s'il te guide en ce sens....

Chaque facette a ses propres facettes qui dirige ses propres éclats, ses propres particules, ses propres énergies. Ta facette est unique. Tes facettes sont parfaites et se reflètent dans mes propres facettes. Garde les claires et nettes pour que je puisse moi aussi refléter tes facettes. Pour que je puisse moi aussi faire briller tes reflets, faire pailleter tes particules, faire émerger tes énergies...

Ne perds pas ta lumière car elle est ta matière pour garder en lumière l'amour de l'univers...

MAGIE DE L'UNIVERS

Ne te cherche pas, ne t'impose pas, ne te brusque pas. Reste dans ton coeur, ton coeur à toi. Ne vas pas au delà de ce coeur là! Les autres ne t'appartiennent pas. Seul, tu es responsable de celui là.

Personne ne le fera vibrer, bouger, aussi bien que toi. Tu es ce coeur là, bien au chaud dans ce corps là.

Regarde toi et vois. Vois comme il est bon, comme il est droit, comme il est bien à toi. Sens le bouger, se contracter, puis se relâcher, se donner. Il s'abandonne mais jamais il ne déraisonne. Il s'abandonne pour mieux reprendre la donne. Pour mieux guider tes sentiments, il s'ouvre au firmament, il écoute le bruit du vent, il te sert de boussole dans cet océan.

Il est ton guide à toi. Et son guide à lui, vient de l'énergie.
Energie de vie, magie de la vie.
Magie de la vie, magie de l'énergie.
Energie magique qui émerge de la vie.
De la vie émerge l'énergie cosmique.

La boucle est bouclée, ton sang est filtré et toutes les impuretés seront rejetées si tu ouvre ton coeur le plus sacré, si tu rejette la négativité.

Alors tu pourra entrer dans l'amour et la beauté.
Alors tu pourra sentir tes cellules vibrer.
Alors tu pourra enfin t'aimer, aimer ce coeur là, pour aimer les autres autour de toi. Car rien ne se fait sans cet état, sans toi.

GUERISON DE L'AME

Mon âme m'appelle. Elle veut s'échapper de cette société.
Elle veut s'évanouir et ne plus revenir.
Trouver une terre d'accueil, une terre d'asile.
Une terre beaucoup plus facile, beaucoup plus fertile.
Mais oû puis je trouver cela? Y a t il un endroit comme ça?
Dans ma tête, j'entend une petite voix : regarde, regarde un peu plus bas...
Encore plus bas... Ton coeur... Oui... Ton coeur...
Ecoute ce qu'il te dit. Ecoute, je te dis...
Tu as ce qu'il te faut en toi, ne cherche pas à aller au delà!

Tout est là, crois moi. Tu as enfouis au plus profond de toi des réponses à tes questions. Tu as caché des vérités pour ne pas avoir à les écouter. Mais il est temps. Il est temps de les révéler au monde entier! Tu as la forçe en toi, alors sert en! Délivre la!

Donne lui ce cadeau. Elle le mérite et toi aussi. Vous ne ferez plus qu'un dans ce nouveau monde d'amour et de compassion. Laisse entrer la lumière pour éclairer ton chemin. Laisse entrer la gaieté pour rallumer ton esprit. Laisse entrer le bonheur pour guérir tes blessures. Et alors, tous s'éclairera et tu saura sans l'ombre d'un doute. Et tu saura ce qu'il faut faire pour elle, pour toi et pour ceux qui t'entoure. L'amour est un puissant remède sans surdosage possible, sans contre indication d'aucune sorte.

Laisse couler le robinet en toi, laisse le te submerger tel un tsunami. Tu vas frissonner, au pire tremblotter. Tu ne risque rien. Oh non...rien du tout... Si ce n'est trouver la paix et la sérénité. Des larmes peut être mais des larmes de sagesse, de vérité et de pardon.

Pardon à toi, à ton âme, à ton coeur, et ensuite aux gens autour de toi. Sans distinction aucune, sans discrimination.

Un amour entier et sincère.
C'est la clé, la clé de l'univers...

CONSTAT

Je m'aperçois que je ne suis pas la seule à ne plus supporter les griffes de cette société qui nous tient prisonnier. Dans cet océan de noirceur, de rancoeur et d'agressivité, il existe des îles ou doucement des petites graines se mettent à germer.

Les consciences se réveillent. Les âmes s'entre ouvrent et chacun découvre qu'il est possible, oui, possible d'aimer. Mais il faut vouloir à tout prix y croire, laisser de côté nos préjugés, sortir de nos bulles qui nous enchaînent et regarder la nouveauté.

Notre coeur a la réponse mais notre esprit ne veut pas l'écouter. C'est la guerre dans notre corps. Nos émotions, notre mental et notre physique se débattent jusqu'à la mort. Mais qui va gagner? Personne, car c'est notre déstinée.

Notre âme reviendra pour suivre son karma jusqu'à ce qu'enfin notre mental accepte cette loi. Elle est là pour ça...

Alors moi, je m'abandonne pour qu'enfin la vie me donne.Je n'ai plus d'inquiètude, elle saura me guider. Je n'ai pas d'inquiètude, elle est là pour m'aimer. Car la vie a pour nom DIEU, elle me prie de rester dans les cieux pour que je puisse y laisser un voeu. Et doucement, je deviens ce que je suis. Ce que j'étais, mais que j'ai enfouie, qui est tombé dans l'oubli.

Je deviens DIEU et je transmet aux âmes que je rencontre la parole divine qui les guidera dans ce merveilleux. Il en faut peu car elles sont déjà en route, mais encore en doute. C'est plus dur que l'on veut.

Un déclic se fera, maintenant je le sais. Un beau jour arrivera, il n'y aura plus d'essai. Il faudra se lancer sans doute, ni agressivité. Et alors, sur cette planète, on pourra tous s'aimer. Chacun comprendra à son rythme cette foi. Et si la route est bien tracée, chacun pourra avancer. Souriez, vous êtes filmés par votre destinée. Regardez autour de vous, rien n'est dut au hasard. Il faudra bien y croire si vous voulez savoir.

Qui m'aime me suive, et nous serons heureux. Le paradis existe, avec ou sans eux.

AU DELA DES MOTS

Voilà, pose toi... Laisse vagabonder ton esprit...

Cherche la sérénité et tes yeux pourront voyager. Ecoute les notes s'égréner. Ton corps va devenir plus léger. Il va changer de densité et devenir plus léger.

Plus de douleur, plus de torpeur, tu te fonds dans la douceur. Ton corps se délivre de la noirceur et s'entrouvre comme une fleur. Suis le rythme de cette mélodie, elle parle à ton esprit. Fais la rentrer par les pores de ta peau, elle saura prendre le chemin qu'il faut. C'est une musique qui guérit les âme qui en sont investie.

Maintenant, ton corps est au repos. Chacun de tes muscles aussi. Tu ne penses plus. Tu n'es plus. Seul compte cette mélodie, ton âme si jolie et ma voix qui te conduit. Ecoute, écoute moi. Je t'emmène sur un chemin que tu ne connais pas. Mais ai confiance en moi, tu te reconnaîtra...

Tu es exceptionnelle, unique et parfaite.

Aime toi, aime ton coeur, aime ton corps et reste forte. Aime les gens autour de toi pour ce qu'ils sont et non pas pour ce que tu voudrais qu'ils soient.Aime la vie, elle est exceptionnelle, unique et parfaite.

Aime la assez pour tout accepter, et tout recommencer. Laisse la t'emporter dans un tourbillon, laisse la choisir ta destination. Elle saura ce qui est bon pour toi.

Une vague d'émotion te gagne et te traverse, te transperce. Laisse la passer, t'emplir et déborder. Laisse les larmes de libération couler de tes yeux, elles sont là pour te guérir.

Ton âme est pure, comme un diamant, écoute la, elle parle de DIEU. De ton dieu, au fond de toi, qui émerge quelques fois. Laisse le prendre sa place.

Il te comblera sans modération. Il te comblera sans même un pardon.

L'INCONNU

Tes vibrations t'emportent aux confins d'une galaxie. Tantôt lune, tantôt étoile, tantôt soleil, tout ton être se reflète dans cette magie.

L'univers se joue de l'infini car il sait que rien n'est fini, ni défini, que la matière rejoint la terre et que l'esprit rejoint l'oubli. Il n'y a que l'âme qui survivra dans l'au delà. Blotti tout contre toi, elle attend un signe de toi pour s'ouvrir à ton moi, crois moi. Je l'ai vus, je l'ai sentis. Je ressens et je prédis un bouleversement immense et infini dans ta vie aujourd'hui.

Ecoute les pulsations, écoute la respiration, écoute les sensations que ce corps, cette enveloppe, ce véhicule de chair et de sang fait monter dans ton coeur si puissant. Ta cage thoracique laisse s'ouvrir une porte magique et la cage dorée de ta déstinée semble s'effacer pour se réaliser. Cette réalité n'existe plus. Te voilà plongée dans quelque chose d'inconnu. Crois tu? Alors pourquoi continue tu?

Au fond de toi, tu le sens, tu le sais, c'est ainsi, c'est ta vie. Tu la suis simplement, avec confiance et espérance. Tu comprends petit à petit tes vraies envies, tes vrais besoins. Plus de compromis, tu te réalise, tu réalise. Avec une patience infinie, tu enlève les masques de ta vie. Tu décolle la carapace de ton corps endolori. Ecailles après écailles, mailles après mailles, tu retrouve ton éclat. Tes facettes se dégagent et la lumière rentre enfin jusqu'à ton coeur meurtri. Il se répare, se reconstruit pour te montrer ta nouvelle vie.

Et maintenant, tu le sens. Tu peux ressentir l'énergie, l'univers et toute la galaxie. C'est ta nouvelle maison, ton nouveau chez toi. Plus de barrière, plus de frontière, tu n'en a plus besoin car tu sais d'oû tu viens et tu n'as plus à te cacher pour soi disant te protéger.

TU ES CE QUE TU ES

Tu te promène sur les bosses de ton existence. Elles sont nombreuses et intenses.

Beau voyage intérieur pour retrouver ton bonheur. Tu choisis ce que tu es grâce aux dons de ta vie. Tu vas garder ce qui te plaît et rejeter ce qui t'ennuie. Tu vas guérir tes blessures pour être tout à fait sure qu'elles ne sont pas ta vraie nature. Tu respire. Enfin, tu respire. Tu t'ouvre. Enfin, tu t'ouvre.

Tu vois en toi, ce que tu ne voyais pas. Tu reprend ton moi que tu ne voulais pas. Tu es TOI!

Tu accepte ce moi, tu accepte tes bosses. Tu te plonge à corps perdu dans ce moi revenu. Tu y perd ton coeur pour retrouver la vue intérieure. Ce sentiment de plénitude plein de certitude t'amène sans inquiétude à comprendre ton attitude.

Et progressivement, tu passe les portails énergétiques de ce monde quantique. Tu retrouve ta sérénité, ta légèreté et ta sincérité car tu n'as plus besoin de te cacher. Telle que tu es, tu es. Telle est ta vie, tu la suis et tu change les bruits qui t'empêchent d'être en vie.

Tu ne feras plus de compromis, c'est promis. Tu veux ce qu'il y a de mieux. Tu exige même dans le vertige. Tu fixe tes priorités et tu les suis sans t'inquiéter.

Tu n'es plus ce que tu croyais, tu es devenu ce que tu étais.

PASSE DE L'AUTRE COTE

Pose ton regard au delà. Au delà de là, au delà de l'au delà. Regarde loin devant toi. Juste assez pour découvrir ta voie. Tu te prépare à oublier, à abandonner, à délaisser ce que toute ta vie, tu as cru être ta vie.

Plus rien ne ressemblera à tout ça. Tout sera différent pour toi. Encore un pas, juste un pas. Fais le pour toi, rien que pour toi. Tu es sur un fil imaginaire, suspendue dans le vide, accrochée à une échelle, en équilibre instable. Ne réfléchie pas, suis cette voix qui te dit va! Suis la sans comprendre pourquoi...

Fais encore un pas, juste un pas pour retrouver ton équilibre, pour retrouver ta joie de vivre, pour retrouver ta liberté. Passe de l'autre côté. Ne te laisse plus manipuler. En affirmant tes priorités, en découvrant tes trésors cachés, tu te remet à rêver et tu peux enfin avancer.

Tu a eue le courage de passer sur le pont de tes émotions. Tu as ressenti de la rage en comprenant la situation, et pourtant, dignement, tu as continué ton voyage vers ta destination. Le pont était plus large et tu as fait une escale. Une pause s'impose pour reprendre la bonne direction. Et l'autre rive, l'autre vie, l'autre pays de ta vie t'aspire...

Plus rien ne te retient, car tu as compris que c'est pour ton bien.
Plus rien ne te retient, car tu sais que c'est pour ton bien.
Plus rien ne te retient, car tu sens que ça te fait du bien.

Tous change en toi et pour la première fois, tu comprends pourquoi.

Ton corps s'endort et tous tes efforts se change en or.
Ta vie aujourd'hui ressemble aux milles et une nuit de tes rêves endormis.
Tu es passé de l'autre côté. Tu as enfin appris à t'aimer...

FEVRIER 2018

BAGUETTE MAGIQUE
VOIE LACTEE
CARNAVAL
SEULE MAITRE A BORD
J'AI LE FEU

BAGUETTE MAGIQUE

Regarde toi avec les yeux d'un prestidigitateur. Tu peux augmenter ou diminuer l'intensité de ta vie, de ta passion, de tes intuitions. Tu peux effacer ou créer des rêves éveillés. Tu peux faire disparaître sans même une raison se qui dérange tes intuitions. Tu peux te protéger, t'aimer, et te dorlotter sans avoir besoin de t'expliquer. C'est ça. C'est toi. Et c'est tout.

Car au fond de toi, ce sont les vibrations que tu reçois qui guident ta voix. Car au fond de toi, il y a cette voix. Encore et encore... Qui fait battre ton coeur, encore et encore... Tu ne sais pas pourquoi, pour qui, et encore moins pour combien de temps encore...

Mais elle est là! Au centre de toi! Au centre de tout. Elle est en nous, en chacun de nous. Et elle résonne encore et encore...

Tu n'as pas d'explications, Ce n'est pas un simple tour de magie. Ce n'est pas de l'improvisation. Ce n'est pas le hasard de la raison.

Nous y sommes. Nous y sommes tous. Pose ta baguette magique. Tu n'as pas besoin d'artifices. Ton coeur est pur, ton âme a réussie à éclore dans ce monde qui te parait si dure.

C'est ta résistance avec toi même qui t'enchaîne. Garde cette magie en toi. Une magie simple, une magie pour la vie, une magie de la vie, une magie de vie. Le mage en toi est en vie!

Comme un roi mage qui te guide, qui te tient en vie avec toutes tes envies. Si tu les perds, tu perds la vie, alors persiste et insiste. Bat toi pour elle, bat toi pour toi. Résiste si tu es bien sur de tes choix. C'est une aventure, c'est une voie. C'est un chemin que tu ne connais pas. Et pourtant, tu y vas car ta confiance est bien là, en toi! Dans ta petite voix qui te dit va et de t'inquiète pas!

Je serais là si tu as besoin de quoi que ce soit...

VOIE LACTEE

Comme un oiseau lumineux, comme une étoile filante, comme un astre parfait, une nébuleuse, une galaxie, je suis, je vibre.Je m'enfuie dans une voie lactée d'un blanc si lumineux qu'il me parait bleuté. Je parcours des lustres étoilés parsemés de poussière argentée. Je suis née aujourd'hui dans cette galaxie qui me sert d'abri et me garde en vie.

L'oxygène y est superflu, je respire le flux. Je me nourri de ces ondes d'énergie qui traverse la nuit.

Par vagues successives, elles m'entrainent et je dérive. Par vagues successives, je ressens son emprise. Comme un courant inéluctable qui m'opresse, je suis instable. Je me retiens, je m'accroche, je sers de toutes mes forces. J'enserre entre mes bras l'amour de ma voie. J'emprisonne dans mon coeur une part de bonheur pour la diriger, l'amplifier, la véhiculer et la distribuer dans ma voie lactée. Moi seule peux la couduire vers sa destinée. Moi seule peux y comprendre ses priorités. Moi, l'âme de cette planète...

Je ne souhaite à personne la responsabilité de ce que j'ai engagée. Je ne souhaite à personne de devoir supporter les promesses qui ont été signées. Elles sont l'avenir de l'humanité. Elles sont notre raison d'exister. Le coeur de la vie, de la voix, de la vue. Infimes particules, aux plus énormes véhicules. Rien ne pourra arrêter ce mouvement déployé. Rien ne pourra arrêter ces vibrations innées.

C'est un courant inévitable, inéluctable, qui entraîne cet univers dans le cycle de l'infini, de l'infiniment petit.

CARNAVAL

Il n'y a ni haut, ni bas, ni bien, ni mal, ni blanc, ni noir. Il n'y a que des égals, des idéals. Rien n'est vraiment vrai, rien n'est vraiment faux. Comme un carnaval, chacun fait son show. Pourquoi? Ça nous est bien égal. Seul compte notre idéal.

Ne cherche pas à aller au delà! Rien que ça pour une fois. Rien que toi et ton moi. Reste tranquille dans ta bulle. Respire cette fleur qui se tient dans ton coeur. Regarde chaque sépale qui s'ouvre sur les pétales pour découvrir un calice lumineux et lisse. Protégé, dorlotté, il vibre tendrement.

Enchâssé dans ton coeur de fée, il attend le moment. Le moment ou, le moment doux, le moment durant lequel tu deviens fou. Fou de toi, fou du moi, fou du toi et moi, fou de nous.

Cymbales et clochettes, tu t'emballe dans la paresse. Tu regarde avec adresse mais rien ne te traverse. Le vide est plein, le lointain est là, tout près de toi. Tu cherche pas ce que tu as déjà. Tu n'y crois pas ? Pourtant, c'est là! Alors, va !

Rentre dans le néant, rentre dans cet océan. Oscille doucement pour suivre la route du temps. Reste tranquile, c'est le moment. C'est ton moment. Retrouve le pour retrouver ton dieu, tes yeux, tes voeux. Ne cache plus ce calice merveilleux. Ouvre les pétales encore un peu. Sans douleur, doucement, une par une...

Découvre ce spectacle merveilleux. Rien n'est vraiment vrai, rien n'est vraiment faux. As toi de créer ce que tu veux ! Cest facile, tu le peux, si tu le veux...

SEULE MAITRE A BORD

Descend en toi. Retrouve cet abris qui t'as donné la vie. Au coeur même de tes cellules. Au coeur même de ton coeur. Dans ton ventre, là oû naît tes inspirations, tes intuitions. Reprend la barre et ouvre grande la voile de ton inspiration pour te donner l'impulsion de la création.

Descend en toi. Retrouve cet élan. Ressens les palpitations qui font frémir ton corps, qui font bouger tes rêves, qui font se réaliser tes pensées. Deviens seule maître à bord. Tu dirige ta vie. Ne perd pas le nord. Reste sur la route et suis la sans plus aucun doute. Redresse le mat pour que le vent s'engouffre dans ta voile, pour que cette poussée te propulse vers les étoiles, pour découvrir le monde original.

Deviens seule maître à bord. Il n'y a que toi qui comprendra, qui sentira oû et pourquoi cette direction là. Personne ne peut le faire pour toi car tu es seule maître à bord de ton corps. Personne ne peut le faire pour toi car il n'y a que toi qui sache ce qui te va. Ne perds pas le nord. Reste centrée sur tes efforts.

Descend en toi. Retrouve toi. Retrouve tes pulsations comme un orchestre de percussions. Tous se joue là, en toi... Tu es seule maître à bord. Ta boussole est dans ton coeur. Elle te conduit aux sentiments. La rose des sables te montre le chemin en faisant battre les cymbales en ton sein. Ta vie s'étale, ta vie s'étire vers un extérieur qui t'attire. Tu deviens seule maître à bord de ton vaisseau de chair et de sang. Tu largue les amarres de ce port de désespoir pour naviguer sur les eaux claires d'une vie belle et sincére. Aucun effort n'est nécessaire quand tu agis dans la matière. Tous vient à point qui sait attendre.

Ne rien faire, c'est attendre le meilleur. Ne rien faire, c'est accepter d'être seule maître à bord...

J'AI LE FEU

Mais comment je peux être hantée par mes propres pensées?

Mais comment je peux perdre le contrôle de moi même et me laisser déborder par des sentiments inconnus qui me dérangent et qui me mettent à nue?

Tout simplement parce que je découvre ce que je suis vraiment. Tout simplement parce qu'aucune barrière ne se positionne entre moi et moi.

Mon moi intérieur se confond avec mon moi extérieur.

Mon moi matériel se confond avec mon moi spirituel.

Mon moi égociel se confond avec mon moi essentiel.

Le passage de toute chose dans cette matière à un rôle essentiel pour l'univers. En reliance, en résonnance, en intermittence...

Si ma vie est un labyrinthe, alors les couloirs que j'emprunte, je les dois les repeindre, les reteindre des couleurs les plus pures pour ne plus distinguer les contours, les détours que je vais devoir effectuer. Ce ne sera qu'une spirale infinie et centrale oû tout l'univers rejoint mon univers. Oû rien n'est fini, ni même commencé. Oû je rejoins l'éternité.

Je le sens maintenant, rien n'est présent, rien n'est vivant. Tout est dedans, loin au dedans. C'est infime, impalpable. Difficilement explicable et pourtant si présent.

Ne me demandez pas comment ni pourquoi. Ne me demandez pas si je comprends ce choix. Je sais que je reçu ma foi pour la distribuer ici bas. Je sais que je dois guider, relier, aimer, mais je ne sais expliquer sans m'embrouiller. Il n'existe pas de mot, pas de cadeaux plus fort que la vie ici, plus fort que mon esprit, que mes pensées créatrices, car je suis.

Je découvre la force, les forces qui me poussent, qui m'entraînent et je dérive. De rives en rives, je repère mes limites. Je sélectionne se qui en moi résonne. Je ne garde que se qui m'étonne , qui m'éclaire, se qui sonne comme un repère.

Là, est mon équilibre, sur ce fil, entre moi et moi, entre le blanc et le noir, entre le bien et le mal, entre le positif et le négatif, entre le chaud et le froid, entre le soleil et la lune.

Dois je faire un choix? Pourquoi?

Si je suis ma vie comme je veux qu'elle soit, alors, il n'y a pas de réponse à ces questions la! Car je vais ou je veux, quand je veux. C'est ça avoir le feu.

MARS 2018

LACHE LE TEMPS

Te voilà encore emmêlée dans une toile bien serrée. Solidement ancrée à un poid démesuré. Regarde autour de toi... Ne vois tu pas? Rien ne te retiens pourtant. Rien ne t'empêche...

Tu as toi même formé cette toile, cet ancrage. Tu as jugé, tu t'es jugé. Descends dans ton coeur et parle lui avec douceur. Ne lui tiens pas rancoeur de ce que lui même apporte à ton corps. Tu découvre simplement, humblement, ce qu'il y a au dedans, pour l'exprimer au dehors.

Tu dois lâcher le temps.Tu dois oublier la matière et tout l'ordinaire qui te rendait fière. Car cette fierté est mal placée si elle t'empêche d'avancer, de créer, de t'aimer. La notion du temps est absente dans l'univers. Elle a été créée par la matière pour t'emprisonner dans cette toile bien serrée.

Ecoute ta propre voix, tes intuitions. Là, est la solution. N'attend rien de ta raison qui enchaîne ta passion. N'attend rien de la raison si elle te prive de ta passion.

Si le temps n'existe pas, c'est que ta force va au delà, c'est que rien ne t'arrêtera, que tu es encore plus forte que ça.

En lâchant le temps, tu te retrouve toi. Et tu sais pourquoi tu en arrive là. Et tu découvre enfin que la solution est en toi. Mais que tu la retiens par peur de faire des choix.

Ne crains rien, si tu n'y arrive pas, quelqu'un le fera pour toi...

JE T'OUVRE LA PORTE

Regarde. Regarde devant toi. Laisse toi guider par ma voix. Relâche les vieux schémas.

Comme un petit enfant, tu n'as plus besoin de roulette sur ta bicyclette. Appuie fort sur les pédales pour te donner de l'impulsion, la stabilité et laisse ton regard tourné vers l'avenir, ta destinée.

Je peux te guider, oui, je le peux. Mais est ce vraiment nécessaire? Car au fond de ton coeur, tu le sais, tu le sens, c'est présent. Ne sois pas impatiente! Tout arrive, et il est temps.

Laisse toi aller. Ecoute ton coeur. Je ne suis qu'un Portier qui te montre la voie. Il est de ta responsabilité de faire des choix. Personne ne peut le faire pour toi. Je peux mettre des signes sur ta route pour que tu ai moins de doute. Mais toi seule peut décider quelle route tu vas emprunter.

Ecoute ton corps qui réagit à tes efforts. S'il te fait mal c'est que le réglage du mécanisme n'est pas dans tes principes, c'est que tu te ments à toi même et que quelque chose t'entraîne. Ce n'est pas grave, tu as juste besoin d'être guidé. Arrête toi un instant et écoute tes vrais sentiments. Retrouve ton naturel, oublie tous tes tourments.

Personne ne t'en voudra de te chercher toi. Personne ne t'en voudra si tu as la foi. Cette foi au fond de toi, qui ouvre la porte devant toi. Je suis là, ne t'en fais pas. Je te guide pas à pas...

Ton esprit neuf, revitalisé, redynamisé, va te montrer, te diriger, t'orienter. Respire, tu vas guérir. Car cette vie, tu l'as choisi. En ton âme et conscience, tu as pris la décision de vivre ta vraie passion et si tu es dans ta raison, alors, il n'y aura plus de tension. Et tous coulera, tous coulera avec justesse. Et tu ressentira de la tendresse, ton coeur s'éveillera de la tristesse et s'ouvrira telle une fleur pour s'épanouir vers le bonheur.

Tu n'es pas habituée à cette sensation nouvellement arrivée! N'ai pas peur, ne la repousse pas! Je vais t'aider à la garder en toi... Ecoute, écoute moi... Respire ce moment là! Gonfle tes poumons de ce trésor. Ces mots qui te guérissent et qui te mènent avec délice vers toi même sans aucun supplice.

Juste un laisser aller, un lâcher prise, une accalmie que tu vas travailler pour qu'elle devienne ta propre vie.

Je t'ouvre la porte, ne la referme pas et tu sera forte.

Passe le pas de cette porte pour que ton avenir t'emporte.

COMMENT DEBRANCHER LE MENTAL

Maintenant, tu sais, tu sais oû et quand.
Maintenant, tu vois, tu vois pourquoi.
Mantenant, tu sens, tu sens le sens.

Le sens de ta naissance, du comment et du pourquoi. Ne cherche pas à aller au dedans. Réponds avec ton corps à cette petite voix. Dit lui juste ça...

Bonjour ! Comment tu vas? Moi, je vais bien, je suis bien. Je vais te dire, te parler de mon chemin. Ecoute moi et suis moi. Ne dit rien.

Je suis arrivée un beau jour ensoleillé au pas d'une porte que personne ne connaissait. J'ai senti quelque chose en moi vibrer, je savais. Sans même le pousser, le battant se libérait et lentement devant moi s'ouvrait. Les vibrations qui en émanaient m'ont laissé sans voix. Aucun son ne sortait de moi. Je suis entrée, happée et la fusion a été instantannée... Une seule vibration, une onde de séparation m'a relié à mon identité. Je suis née. Je me suis retrouvée et tu es apparue devant moi, toute nue. Timide et surprise, tu m'as dit "salut". J'ai répondu "je suis venue".

Cette reliance particulière nous as unis dans la matière car elle est notre univers, notre élément commun qui va nous guider vers demain. Et c'est main dans la main que nous existons enfin.

Pas de bataille, il n'y a rien qui vaille! Pas de conflits, nous sommes unis dans une même vie. Nous allons trouver une solution à chacune de tes questions. Nous allons rentrer dans la communion pour trouver nos points d'unions.

Regarde, regarde toutes tes questions. Elles s'envolent en ponctuations, plus d'interrogations. Il ne reste que des certitudes qui se meuvent en amplitudes pour créer ces vibrations qui relient nos électrons.

Je suis les corps subtiles, tu es indélébile. Nous sommes ancrés à cette terre, dans cette atmosphère pour une raison particulière. Pour rejoindre la matière, il faut rejoindre l'univers. Pour rejoindre l'univers, il faut joindre la matière.

La reliance cellulaire est le guide de l'univers.
L'alchimie entre toi et moi.
L'alchimie de la vie.

LA MATRICE DES SENS

Je me présente. Je suis moi, je suis toi. Je suis nous. Un morceau de moi en toi. Un morceau de toi en moi, c'est tout. C'est le tout.

Plonge dans ce tout, ce rien, ce rien du tout. Ecoute les rebonds, les ricochets sur les parois de ton moi. Ecoute les émotions qui remontent du plus profond. Elles sont. Elles sont des sons, des vibrations, des électrons.

Elles pénêtrent de plus en plus profond dans ton être. Chacune de tes cellules les accueillent dans un frisson. Car elles se délivrent de leur prison. Elles acceptent ce qu'elles sont. D'oû elles viennent! Et pourquoi elles sont!

Découvre les... Regarde les... Ecoute les... Ressens les...

N'ai pas peur... Laisse parler ton coeur. Laisse lui te dire avec douceur, te conduire dans la pâleur de cette lueur...

Tu vas découvrir une lumière claire, transparente et sincère. Comme un voile qui se libère et qui entraîne les particules qui empêchaient tes certitudes. Comme un voile de libellule qui reflète ces particules pour éclairer tes certitudes.

Et voilà que tu t'apaise, que tu comprends enfin pourquoi ce malaise. Tu retrouve ce bien le plus précieux. Il est à toi, rien qu'à toi. Il est à moi, rien qu'à moi. Il est à nous, rien qu'à nous. Il s'appelle corps. Il s'appelle coeur. Il s'appelle vie... Il s'appelle existence... C'est une matrice à part entière qui prend vie dans l'univers pour donner un sens à la vie de l'univers.

Et, c'est uni vers la vie que la vie prend tout son sens. Le sens de la matrice universelle passe par tes émotions, tes réactions, la profondeur de tes passions. Pour retrouver tes sens, ton essence.

LES SIGNES DE TA VIE

Arrête toi. Arrête toi juste un peu dans ta vie et regarde vers l'infini. L'infiniment petit...

Ce sont ces particules qui t'entourent. Ce sont ces énergies qui circulent. Ce sont ces vibrations qui entrent en discussion avec tes cellules, avec tes propres énergies qui circulent dans ton corps. Elles peuvent t'apporter du réconfort car elles réagissent à tes efforts. Elles vont rentrer en communication, instantanément, avec l'univers autour de toi. Comme une résonnance qui va s'étendre...

La conversation engagée va émettre des pulsations électro magnétiques qui vont inter réagir entres elles et modifier la matière. Ce sont les signes de l'univers qui s'unissent à ta propre vie pour n'en faire qu'une seule et même et te guider ainsi. Plus la résonnance est forte et plus les signes seront nombreux. Plus ta perception de ces vibrations est claire, et plus tu découvre que tu peux agir dans la matière.

Ne pas rester enfermer dans une boîte en verre.

S'ouvrir à quelque chose dans l'univers et recevoir, sans se poser de question, ce qui dépasse même ta raison.

DES VOIX EN MOI

Bizarrement ce matin, des voix en moi m'ont happé et m'ont demandé de m'arrêter.

M'arrêter pour m'écouter. M'arrêter car je suis bien trop agitée. Et ainsi, je ne peux pas avancer. Avancer oû je dois aller. Qu'importe oû c'est ! Je sais que je le dois. Je suis là pour ça. Mais revenons à ces voix!

Pendant que je faisais le ménage dans ma maison, elles me disaient de faire le ménage en moi. Pendant que j'organisais ma journée, elles me disaient, "attends un peu et vois ce qui va arriver!".

Ces voix en moi me racontent des histoires du passé, des histoires du présent, et sûrement celles de l'avenir. Une émanation, une vibration différente qui rentre en moi et qui se met à me parler avec ma voix, entre le moi et le moi, entre l'esprit et le mental et parfois entre l'égo et l'âme...

Alors je m'arrête et j'écris. Il sort de mon stylo des mots. Il sort de mon esprit des mots. Ils sortent pour guérir les maux. Je n'attends rien car je ne maîtrise rien. J'écoute juste les échos... Ces échos dans ma tête, dans mon coeur, dans toutes mes cellules. Et je relis tous ces mots avec des sentiments. Je relie tous ces mots et je re lis. Je re lis et je relie pour comprendre, pour envoyer un message, pour faire partager ce secret qui ne l'est plus? Peu de gens l'ont vus.

Ces échos forts qui viennent d'en haut, comme l'étoile du berger, comme la boussole du capitaine, comme la lune du jardinier, se répercutent et rebondissent dans l'espace de ma matrice. Je dois lâcher pour écouter. Je le dois pour moi, pour toi, pour le monde entier.

Elles m'ont parlé de moi, de toi, de nous, du monde entier. Elles sont partout autour de nous, en nous, pour le monde entier.

Et je comprends depuis peu le bonheur d'être avec elles, le bonheur qui donne des ailes...

Et je comprends depuis peu l'importance de ma vie, de ta vie, de nos vies ici...

DEDOUBLEMENT

Bonjour, entre dans ma bulle avec un esprit pur. Laisse de côté tes sentiments impurs. Ne sois pas trop dure. Ouvre toi. Dévoile ton vrai visage, ta vraie nature... Tu ne risque rien. Il n'y a aucun frein, rien ne te retiens. Suis ce qui vient...

Ensemble, nous allons décrypter tes sentiments les plus secrets. Ensemble, nous allons comprendre ce qui a bien pu se bloquer. Tu as la chance de pouvoir avancer, guérir le passé et l'oublier. Te dévoiler à toi même en est la clé. Chercher en toi même est le secret. Je vais t'aider, suis moi. Je vais te montrer.

Sans bouger, sans forcer, juste écouter et te sentir vibrer. Ton corps va te parler sans barrière, sans filtre.

Détends toi, respire tranquillement. Laisse ton coeur prendre les rennes de cette machine qu'on appelle corps. Ecoute la palpitation de tes cellules, de ta respiration. Tu vas te sentir flotter, comme débranchée peut être même dédoublée. Laisse faire les choses en toi. Ces "choses" t'aident, t'entraînent et te guident.

Ce sont des vibrations, des sons, des émotions qui bougent, qui font du ménage en toi. Ces "choses" vont réorganiser tes énergies.

Relâche ton corps et écoute ce qu'il te dit. Ressens cette énergie passer par chacune de tes cellules, chacun de tes organes, chaque particule de ton être. Elle va stabiliser leurs mouvements. Elle va équilibrer leur densité pour que tu retrouve ton équilibre. C'est une danse perpétuelle, un échange continuel dans un espace temps intemporel.

Ce que tu ressens est ce que tu es au dedans. Ce que je ressens est ce qui va guérir maintenant. Nous sommes des vases communicants. Nous sommes en ce moment des graals, des receptacles de vie. Et notre plus grand pouvoir c'est de pouvoir voir nos pouvoirs. C'est de vivre avec ce pouvoir pour pouvoir voir...

Je peux voir et tu peux voir. Nous pouvons tous voir. Regarde en toi et dit moi ce que tu vois. Pas avec des mots mais avec ton corps, avec tes sentiments.

Juste ce que tu ressens...

MON MOI

Comme un vertige corporel
Un vertige qui a des ailes.
La tige verte de la vie
Un flux intemporel.
Impalpable, imprononçable et pourtant si présent.
Indomptable et inclassable et pourtant si normal.
Voilà ce que je ressens quand je rentre au dedans.
Ce que je vois me surprends et m'apaise maintenant.
Je comprend enfin les vrais sentiments
Et je sens si je me ments.
Je vois cet autre moi qui ne ressemble qu'à moi.
Je vois cet autre moi qui s'est construit à travers moi.
Il se nourrit en inspirant ma vie.
Il est le guide de mes envies.
Mais ce n'est pas un combat car il est là pour moi!
Je suis moi même et il est le même que moi.
Il me suit si je l'aime et il m'aime car je suis moi.
La nuance est subtile et pourtant très utile.
Le travail est quotidien pour garder ce bien.
Car cette vie la est remplie de tant de chemins,
Je dois y trouver le mien et le voilà enfin.
Devant moi, rien que moi et moi.

LUNE BLEUE

Dans tes yeux, brillent une lune.
Une lune bleue pleine de certitude.
Dans tes yeux bleus couleur de lune
Les étoiles reflètent leur multitude.
Le cosmos joue sans inquiètude
avec ce bleu couleur de lune.

La mélodie de cette lune
Retentit en altitude.
Pour rebondir en teinte prune
Et rejaillir en gratitude.
Avec son coeur de solitude
Elle t'enveloppe de cette lune.

Et c'est soudée à cette lune
Que tu découvre tes aptitudes.
Surprise et pleine de sollicitude
Tu accepte toutes ces turpitudes.
Pour l'amour d'un bleu couleur de lune.
Pour le reflet de tes yeux dans la lune.

NAISSANCE DE TON ESSENCE

Un enfant un nouveau né. Un enfant qui n'est pas né.
Il t'empêche d'avancer. Il te retient dans le passé.
Ecoute le pleurer. Il t'implore, te crie encore.
Jamais il ne s'endort. Il est relié à ton corps.

Tu dois couper ce lien.
Qui à lui te retient.
Tu dois couper ce lien.
Pour avancer sur ton chemin.

Derrière toi il va pleurer,tu ne devras pas l'écouter.
Car il va falloir l'oublier pour que tu puisse exister.
Il a garder entier ton coeur et ta santé.
Et il t'a enfermé pour mieux te re garder.

Du passé il est gardien.
Vous n'avez plus de lien.
Ces choix sont les siens.
Jamais il ne t'appartient.

Gardes toi de le renier car il t'a fait avancer.
Dans ta vie, il t'a guidé, par ces erreurs il t'a montré.
Le chemin de ta destinée. Maintenant il dort.
Lentement, il s'endort. Il va quitter ton corps.

Tu as coupé ce lien.
Plus rien ne te retiens
Tu as coupé ce lien.
Tu avance sur ton chemin.

Te voilà calme et libérée, te voilà soulagée.
Ton coeur se gonfle de gaieté, ton corps est maintenant réveillé.
Dans toute son humilité, la vie en toi est entrée.
Dans toute son humilité, elle est maintenant éclairée.

AU COEUR DU BONHEUR

Détache toi de ton corps. Descends dans ton coeur. Regarde ce reflet de toi dans une glace juste devant toi. Comme un dédoublement, tu prends la place d'une autre. Celle qui te ressemble tant. Celle que tu vois mais qui te parait inaccessible, étrangère et pourtant si ordinaire. Elle est devant toi. Elle te dit viens, viens à moi...que je te raconte, que je te parle de toi. N'ai pas peur juste une fois. Ça suffit, et après tu verra...

Ce n'est pas un rêve, une utopie, une rêverie inaccessible. Ce toi, c'est moi. Ce moi, c'est toi. Nous ne faisons qu'un. Ecoute l'écho de ma voix en toi. Je te souris et tu me vois. Je réponds à tes questions. Les yeux dans les yeux, nous avançons. Je vois cet éclat qui fait exploser tes intuitions, qui font se réaliser tes intentions, qui font se dessiner tes rêves les plus secrets.

Ta sensibilité à fleur de peau nous as fait nous rencontrer un peu plus tôt. Il est bien rare d'en arriver là aujourd'hui, ici bas. Tu as été choisis pour une aventure que peu de personnes pourront faire en ce moment particulier de l'humanité. Seule une âme évoluée en a la possibilité. Une chance particulière de travailler dans la matière tout en volant dans l'atmosphère, en réparant la stratosphère, en guérissant la planète terre.

Ne sois pas étonné de tes capacités. Laisse moi les travailler. Je vais te guider. Nous sommes soudées l'une à l'autre. Soudées pour avancer et continuer une oeuvre commencée il y a une éternité. Je te parle parce que tu me parle. Tu me parle parce que tu me sens dans ton coeur. Là, dans le creux de ta poitrine qui vibre, qui vit. Ce mécanisme est physique et il est nécessaire à notre partenariat. Un binôme vital. Une équipe de choc. C'est ton gouvernail et moi, ma boussole. Matériel nécessaire pour accomplir un voyage de qualité exemplaire. Son utilisation passe par un bon entretien et de la compréhension. Le mode d'emploi n'existe pas. Il est en toi, il est en moi. C'est inné et inexpliquable en même temps. Cette force en toi, ce moi en toi. Tous se confond, se mélange, et la force de vivre, ce sursaut de vie, cet éclat d'amour intense qui vibre dans tes cellules ta donne la fougue, l'élan, le feu, la rage. C'est une magie sur ton visage qui se lit. Un sourire, les yeux qui brillent, une aura qui rayonne et te voilà chef de file pour entrainer les autres autour de toi, pour faire évoluer des situations bloquées, pour devenir un guide, un précurseur du bonheur...

REPLI DE PROTECTION

Le chant des oiseaux, la mélodie des eaux.
Le parfum des fleurs, le goût des odeurs.
Charme et volupté entre les cîmes ensoleillées.
Calme et sérénité pour enfin exister.

Au gré des bateaux, au gré des drapeaux.
Le parfum des coeurs, le goût des valeurs.
Palme de vérité dans les branches entrelacées.
Calme et sérénité pour enfin exister.

Par delà les tombeaux, les esprits sont là haut.
Il y a les veilleurs, pour un monde meilleur.
Trame de qualité pour la vie assurée.
Calme et sérénité pour enfin exister.

Ça ressemble à des mots mit sur un tableau.
Ça ressemble à des fleurs aux milles odeurs.
Ça ressemble à de blé prêt à être moissonné.
Ça ressemble à ça pour enfin exister.
Pour ne plus se protéger.
Pour ne plus se replier.
Pour enfin exister.

AVRIL 2018

RIEN N'EST ECRIT

Rien n'est écrit
Et pourtant tu le dis
Rien n'est écrit
Et pourtant tu le vie
Rien n'est écrit
Et pourtant c'est ainsi.

Ne perds pas ton temps à chercher la vie.
Elle prend tout son temps et retient la nuit.
Elle garde le temps et avec elle s'enfuie.
Et de temps en temps te donne un beau fruit.
Rien n'est écrit
Et pourtant tu le dis
Rien n'est écrit
Et pourtant tu le vie
Rien n'est écrit
Et pourtant c'est ainsi.

La perle du temps est dans l'océan.
Enfouie dans l'étang d'un ancien temps.
Poursuivie par le temps au delà du néant.
Un rouleau passant au dessus du temps.
Rien n'est écrit
Et pourtant tu le dis
Rien n'est écrit
Et pourtant tu le vie
Rien n'est écrit
Et pourtant c'est ainsi.

LES NOUVEAUTES DE LA VIE

Tu n'arrive pas à croire en la vie car il n'y a rien en toi qui le dit. Mais tu fais partie de la vie. Tu es la vie. Ne cherche pas le compromis dont tout le monde parle. Il n'y en a pas ici. Simplement, tu es toi. C'est tout. C'est dit. Et tu cherche le pourquoi en tout. Ne prends pas cette peine car elle est vaine. La réponse est ailleurs, dans un meilleur...

Voici venir le moment ou enfin tu comprends, tu attends, tu pressens. Tu crois en un sens différent, plus lent, plus grand. Et tu crois au dedans. Tu étends tes sentiments.Tu ressens et tu comprends.

Ne sois pas étonnée de toute cette nouveauté. Elle devait arriver pour enfin te sauver. Elle était cachée et tu l'as dépoussiéré. Elle était cachée et tu l'as ensoleillé. Et ce n'est pas aujoud'hui qu'elle s'est enfuie! Elle a trouvé une sortie en croisant ta vie.

Tu ne t'es pas aperçue qu'elle t'avait vu? Avant toi, elle a compris! Et t'as bien surprise! Et tout s'enchaine sans contrainte, sans obligation. Comme une évidence de l'existence. Normalité banale de l'existence dans des circonstances exceptionnelles étonnantes. Un parcours sans faute, sans grain de sable, sans éclat particulier avec une efficacité irréprochable. Il faut juste suivre, accepter et laisser.

Ecoute le silence, la tranquilité du moment te prouve que c'est le moment de laisser le moment, de lâcher le moment, de suivre le mouvement. L'horloge tourne, la mécanique suit, le mouvement se poursuit et pourtant rien n'est écrit.

Tout change, tout se transforme. Rien n'est inerte, informe. Juste des particules qui circulent, des vibrations en percussion, qui entrainent des transformations de matricules, qui soulèvent des informations pour faire avancer les particules. Et la matière devient légère pour entrainer la nouveauté. Pour te plonger dans l'inconnu et te faire aimer l'absolu.

Revis, revêt, remet ton âme à la vie et suit la nouveauté pour plonger ici.

TU RECEVRAS

Tu es ton propre loup, tes propres peurs. Tu portes les coups qui te conduisent vers cet ailleurs. Pourtant, c'est bien ici, aujourd'hui, que tu retrouvera ta vie. Laisse passer l'orage, les éclairs, et le tonnerre. Ne prête pas attention à ces manifestations. Deviens transparente dans le silence. Deviens une vibration, une illusion qui frissonne, qui disparait, qui reste sans aucune réaction, juste là, avec passion.

Ne cherches pas, ne cherches plus. Tu es chez toi. C'est aussi simple que ça. Aucun besoin de se forçer. Aucun besoin de s'obliger. Rien ne te retiens. Tu le sais. Tu le sais bien... Au quotidien, tu suis ton destin. Chacun de tes pas te conduit au delà. Un par un et tu vas. Un pas un, ils te ressemblent, c'est toi.

Le méchant loup a perdu ses crocs, ses griffes et ses rancunes. Toutes tes peurs s'effritent, disparaissent dans une brume. L'air est léger, clair et parfumé. Un ballon s'envole et tu suis son envol. Ton regard se perd dans l'infini, là ou commence ta vie.

Tu as enfin compris. Tu en es sure, rassurée et pourtant bouleversée. Il te faut admettre l'évidence, ta conscience de ton absence de sens pour ton existence. Ce n'est pas toi qui existe, qui vis, qui vibre. C'est la vie, une force mystérieuse, une vague vaporeuse, une lumière merveilleuse. Au creux de tes reins, entre tes deux seins, dans tes deux mains, tu tiens ce bien. Tu le retiens.

Ouvre la cage dorée dans laquelle tu t'es enfermée...Partage cet éclat avec les autres autour de toi et tu recevras, crois moi, tu recevras...

LA DANSE DU CORPS

Chaque jour qui passe est un défi, un miracle. Chaque jour qui passe t'entraine un peu plus vers ta place.

Tu vois le temps passer et s'envoler tes regrets car la confiance en toi est revenu en pas de danse en toi. Un pied à la fois tu avance, un pied à la fois, tu devance les pièges de ton existence.

Deux pas en avant, aucun en arrière. Un pas sur le côté juste pour éviter de trébucher. Tu suis la mesure patiemment pour ne pas t'épuiser inutilement. Tes limites, tu les connais maintenant. Tu les vois en toi et ton corps te parle plus fort encore maintenant qu'il a compris que tu tenais à lui.

Et voilà qu'un entrechat te bouscule pour sauter le pas. C'est le choc pour tes cellules. Elles doivent s'étirer, elles, si minuscules. Comme un élastique, elles s'effritent si la pression devient critique. Attention! Ne passe pas le mur du son! Reste concentrée pour une bonne efficacité. Ne demande pas plus à tes muscles, à ton coeur, à ton esprit, que ton âme ne puisse te donner.

Le juste milieu pour la danse de ton corps est de vivre mieux sans exiger encore. Trouver l'équilibre pour vivre et ré harmoniser les centres d'énergie de nos corps subtile.

La seule réponse, le seul remède, la seule solution sera d'écouter le rythme du muscle le plus secret : ton coeur.

Le rythme dans la peau, la danse du corps au repos, rien n'est plus beau. Ecoute le battre en tempo. Ecoute le frapper les cymbales au plus haut et redescendre dans le do.

Trois mesures éternelles dans une ivresse mutuelle. Trois mesures synchronisées sur le temps le plus parfait, le plus que parfait. Un temps après l'autre, jamais en même temps, avec un temps d'écart pour écouter le temps. Ne pas s'emballer, ne pas se précipiter, ne pas risquer un accident.

Et dans ce ballet, danse et balaie d'une révérence chaque pas de danse, chaque temps intense de ton existence.

SORS DE LA NUIT

Tu sors de la nuit encore engourdie par tes pensées tout juste envolées. Tu as rêvé toute la nuit, tu as créé un morceau de ta vie.

Ton corps s'est reposé, ton esprit aussi et ton âme s'est envolée pour enfin se déployer. Tu as été reine de la nuit.

Comme la belle au bois dormant, tu as rêvé en t'endormant et dans une atmosphère d'enchantement, tu as vus arriver ton prince charmant. Il était grand, habillé de blanc, sur un étalon persan. Il t'a réveillé en t'embrassant...

C'est une histoire d'enfant, une histoire d'antan, une histoire qu'on aime de temps en temps. Elle fait ouvrir nos sentiments à cet amour que l'on dit grand.

C'est un cliché universel pour un amour exceptionnel. Regarde au dedans, il y a beaucoup plus que ça! Regarde au dedans! Il y a même toi et moi!

Tu sors de la nuit, car tu as compris et tu vas t'ouvrir à un paradis au delà de ta vie. Ne reste pas ici, à la porte de tes envies! Vas y! Détruit se qui t'empêche d'avancer, dépasse se qui te retient de t'exprimer! Sois dans la nouveauté, dans la beauté, dans la générosité!

Le voile s'est déchiré devant tes yeux éclairés. Cette lumière brillante et intense rayonne dans tous les sens. Elle devient ton essence et c'est par la naissance de tes sens que tous prend son sens. Tu redeviens, tu découvre et tu t'ouvre...

Tu sors de la nuit, encore engourdi car tu as compris. Alors vas y! Montre leur! Montre lui! Montre toi! Deviens toi! Ce moi qui est en toi, ce toi qui deviens moi...

Déploie, déroule, déplie ce qui sera ta vie maintenant et ici...

MATIN CHAGRIN

Bonjour! Comment vas tu? Je sens une douleur en toi... Pourquoi? Attend... Ecoute... Ecoute moi avant d'aller au delà...

Ressens cette douleur et vois oû elle va. Regarde oû elle t'entraine malgré toi. Tu veux la garder? Tu veux la cajoler? Pourquoi? Elle est à toi? Tu en es sur? Pourquoi?

Je vais t'aider à la calmer, à l'oublier, et à la faire s'envoler. Ecoute... Ecoute moi...

Tu ne peux pas, tu ne dois pas rester comme ça. Tu ne peux pas, tu ne dois pas accepter ça. Tu dois combattre sans même te battre et refuser de t'abattre. Ne retiens rien et ne cache pas ce chagrin qui te tient. Ecoute , il est là pour toi, pour te montrer ton chemin.

Ne crains rien. Le mal n'existe pas, il a été inventé comme une loi. Mais celle là, tu ne dois pas l'écouter pour garder ta foi. Juste t'écouter toi, ton corps, ta petite voix. Elle, elle est là pour toi. Elle, elle te conseille, elle te voit et sait ce qui te va. Laisse ton corps se détendre. Laisse le s'étendre. Tout le reste peut attendre. Tu vas entendre. Entendre l'écho de ta voix par ma voix. Tu vas descendre. Descendre loin au dedans, au dedans de cette douleur qui brouille tes sentiments.

Tu frissonne car ça résonne, tu découvre car tu t'ouvre et tu sourie car tu guérie. Tu sens un mouvement à l'intérieur de ton corps, comme un soulèvement qui t'agite encore. Mais celui la, il semble différent, comme apaisant, comme changeant. Il t'invite à le suivre gentiment. Laisse toi porter... Ressens... Laisse toi planer...

C'est un bouleversement, une onde de sentiments qui se déverse dans ton coeur et qui ressort en pleurs. Tu lave ton coeur. Laisse sortir les émotions, laisse frémir toutes tes cellules pour qu'elles respirent un air pur, un air chargé d'amour, un air chargé de particules de la nature. Voilà, c'est fait...Tu as compris?

Regarde, elle a disparu! Tu es en vie! Tu l'oublie. Tu ris! Reprends le cours de tes pensées, là oû tu les a laissé. Elles sont maintenant calmes et déterminées. Elles n'ont pas de combat à mener. Reprends contact avec ton corps tout entier. Il t'attend. Il a confiance en ta destinée. Il est là, comme un allié. Tu as lavé cette douleur sans peur. Tu as réparé ton coeur avec le bonheur de ton existence. Tu as retrouvé une forçe immense, intense pour poursuivre ton existence.

CHIMIE DE LA VIE

Tous n'est qu'alchimie dans la vie. Ecoute simplement ce qu'elle te dit. Elle te parle chaque jour avec tous ce qui t'entoure.

Chaque dialecte, chaque langue, chaque parole, chaque matière est universelle. Et la vie a découvert l'alchimie et l'alchimie a découvert la vie : la chimie de la vie.

La vie est faite de matière et la matière donne la vie. Les particules qui la compose, compose son histoire et sa matrice. Regarde entre les lignes, entre les particules des lignes et tu verra une reliance entre chaque espace intense.

La chimie de la vie, c'est l'univers qui la conduit.

L'alchimie de ta vie, c'est toi qui la conduit.

Si cela te dit, c'est que tu en fais partie. Tu as le droit d'y faire tes choix, de dire non ou pourquoi pas...

L'alchimie que tu poursuis va te guider dans ta vie et comme par magie, tu es surprise par tant de possibilités inexploitées... La matière se transforme par tes pensées renouvelées. Elle suit le schéma que tu suis pas à pas... Pas à pas vers un toit que tu ne connais pas. Pas à pas vers un toi qui te guide vers ton moi...

Suis moi... Reste dans mes pas. Regarde autour de toi et arrête toi là ou la matière résonne en toi, quand tu sentira un bien être, une évidence, une certitude, une chimie particulière qui répond à tes besoins personnels, individuels et sincères.

Ne forçe pas le passage, ne t'oblige pas à être sage, suis cette chimie qui te montre ta vie, ce qui te convient, ce qui te fait du bien.

Regarde chaque matière autour de toi. Elle fait parti de l'univers grâce à toi. Tu lui donne la vie grâce à tes prières, à tes rêves qui ont été sincères. Le cycle de la vie fait partis de l'alchimie que l'univers à choisis pour nous donner la vie. Il t'a donné le choix, il t'a guidé et proposé de nombreuses voies. A toi de choisir laquelle pour toi, selon ce que tu veux en faire ici bas. Fais ton alchimie personnelle. Choisis ta vie et fais ton propre mélange, tes propres expériences, tes propres choix pour toi.

COMMENT JE ME GUERIE

J'aime écrire. Pourquoi? Je ne sais pas...

Certain aime jardiner, certain aime cuisiner, certain aime danser, certain aime chanter, certain aime marcher. Moi, j'aime tous ça mais le plus important pour moi, ce sont les mots.

Quand j'écris, je vois le jardin.
Quand j'écris, je vois le sable fin.
Quand j'écris, je marche sans fin.

J'entends les mots rentrer dans ma peau. Je les vois prendre leur place là oû il faut, juste au bon moment pour guérir mes maux.

Ils sont juste là pour moi et là juste pour moi. Ils coulent et s'imprègnent dans toutes mes cellules. Ils prennent la forme, la couleur, et l'odeur de mes rêves les plus secrets. Ils se fondent en moi comme mille particules d'amour et de tendresse.

Aucun d'eux ne me blessent, aucun ne m'agressent car ils sont pour moi une justesse.

Et ce que je retrouve me guérie naturellement. Mes envies se comblent simplement et je suis ce vent qui m'entraine. Je suis le cours de cette vie qui n'est plus mienne. Je me laisse guider par elle. Par ma nature existentielle. Je fais confiance au ciel.

LES FACETTES DU MONDE

Ton corps s'endort. Tes cellules se relâchent sans effort. Ton esprit s'évade au dehors. Tu n'es plus toi, ici, là.

Ta respiration est une simple mécanique. Tu rejoins le quantique, monde parallèle qui te fait pousser des ailes. La matière n'existe plus. Elle t'est inconnue. Plus d'espace temps, plus aucun lien qui te retient. D'une simple pensée, tu refais ton passé pour l'oublier et le transmuter.

Tu retrouve les trésors que tu avais refusé de peur de les abimer. Tu retrouve les bonheurs que tu croyais épuisé à force de les appeller. Tu retrouve cet amour que tu as vu passer sans pouvoir l'arrêter...

Voilà, tu as trouvé. A force de chercher, de t'impatienter, de te révolter, tu as trouvé ce petit bout de toi que tu ne voyais pas.

Il est encore petit, il est encore enfoui, mais il est libre, en vit... Un geste de toi, un mot de ta part, une décision nette et précise et c'est un univers qui se reconstruit. C'est une vie qui redémarre de l'autre côté du miroir. Ne sois pas triste de te voir, tu fais partie de ce miroir. Tu es parti dans ce nouveau miroir...

Maintenant, tu vois les facettes du monde. Maintenant, tu sens à quel point elles ne te conviennent plus, à quel point tu dois t'en protèger, à quel point elles t'entrainent sur ton propre chemin.

Sans les oublier, tu vas les transmuter. Sans les agresser, tu vas les remercier. Elles t'ont aidé, elles t'ont guidé. Sans elles, tu n'y serais pas arrivée.

Elles t'ont montré ce que tu ne voulais plus.
Elles t'ont montré ce que tu voulais garder.
Le tri, c'est toi qui l'a fait, les choix aussi.

Alors, aucun regret, plus aucun doute ne peut t'arrêter. Ce nouveau miroir reflète une identité avec des nouvelles facettes à explorer. Un monde que tu avais imaginé si fort que pour toi il s'est densifié, il s'est crée, il s'est réalisé.

Les facettes de l'ancien monde se sont désintégrées pour se transmuter en une énergie calme, sereine et sincère qui te guide dans cette matière qu'est ce nouvel univers.

DIALOGUE AVEC LA VIE

Aujourd'hui, j'ai envie de vous faire connaitre la vie, de lui demander ce qu'elle voudrait pour que l'on soit tous OK. De lui demander oû et comment on peut se retrouver. J'ai cherché bien longtemps à faire semblant. Croyant qu'ainsi, je rentrais dans le rang. Croyant qu'ainsi j'étais dans le moment présent. L'erreur est humaine, elle est même certaine. J'ai longtemps cru à cette voix lointaine...

Maintenant, je sais qu'elle est là, pas très loin. Aujourd'hui, je voudrais vous la présenter, mais avant, il me faut l'appeler et lui demander :

- Bonjour la vie ! Me vois tu ? M'entends tu ?
- Oui je t'entend. Je suis là tout le temps.
- Tout le temps ? Tu m'entends ?
- Oui, je t'entend. Je suis là à plein temps.
- Alors, dit moi... Parle moi de toi...
- Te parler de moi ? Pourquoi ?
- Je ne sais pas...Je ne comprends pas...
- Qu'est ce que tu ne comprends pas ?
- Moi, toi, ce qui se passe ici bas. Le temps qui passe, les rouages de tous ça...
- Oh ! Je vois ! Tu as du travail à faire sur toi ! Comment ? Je ne le sais pas mais en tous cas, je suis là pour ça...
- Que peux tu faire ? Que vas tu faire ?
- D'abord, écoute moi... D'abord calme toi et pose toi...
- Ok...Ok...ça je sais... Je sais le faire...
- C'est déjà ça. C'est déjà bien. L'étape est cruciale pour avancer sur ton chemin. Tu vas devoir lâcher prise...
- C'est quoi lâcher prise? Concrêtement, je fais quoi, moi...
- Rien, rien du tout, justement. Tu attends...
- J'attends ? J'attends quoi ?
- Et voilà ! Tu commence déjà ! Des questions, toujours des questions! Tu veux comprendre, diriger, organiser, planifier... Je

n'ai pas d'autre réponse pour toi en ce moment précis. J'en aurai peut être toute à l'heure, quand tu aura... lâcher prise... Quand tu auras admis, compris que moi, la vie, je te le dise. Sinon, tu continue comme tu veux mais ne viens pas m'embêter avec tes questions, ni te plaindre de ta situation...

– Ok! Je lâche prise... je ne fais rien...rien du tout...Je reste là, les bras croisés et je laisse mon esprit se promener...
– Bien, c'est un début... continue...
– Mon corps se détend et je le sens... Mon ventre fait des glouglous et ma tête me semble lourde.
– N'oublie pas de respirer !
– Ah, oui! J'avais oublié! C'est bizarre...
– Quoi ?
– Je me sens bizarre...
– C'est à dire...
– Je ne savais plus respirer, je crois bien... Et maintenant, je dois me forçer pour y arriver. Je dois écouter et me concentrer. Et je t'entend mieux, c'est vrai. Comme un écho dans mes vaisseaux...
– Oh ! C'est beau ! Je suis charmée ! Je suis étonnée de tant de progrès! Tu es quelqu'un de discrète mais tu vas apprendre plus vite que je ne le croyais ! Le plus dur est fait...
– Déjà ? C'est aussi simple que ça ?
– Attends, ne t'emballe pas... Reste concentrée... les résultats ne sont assurés que si tu reste décontractée. Au début, tu vas parfois dévier, parfois te tromper et il faudra te gendarmer pour comprendre les limites à ne pas dépasser. Je vais mettre sur ta route des signes bien concrêts pour t'aider.
– Merci ! Génial ! Quelles sortes de signes ? Comment les repérer?
– Là, pas de mode d'emploi ! Tu vas devoir toi même le faire. Chacun à le sien. C'est la vie de l'univers...
– Mais c'est toi la vie ! C'est toi qui choisis !
– Ben voyons... Il est marrant ton esprit... Chacun est relié à la vie (donc à moi) par ce fil invisible de l'univers. Et ce fil, chacun le tisse à sa manière. Je peux guider, aider, proposer, mais là s'arrête mon rôle. Vous avez le choix... Tu as le choix... Tout le monde à le choix...
– Mais si je n'arrive plus à faire de choix ? Si j'ai trop peur de me tromper d'endroit, de foi ? Si c'est bien trop dur pour moi ?
– Alors, encore une fois, arrête toi... Encore une fois, écoute toi...

Ecoute moi en toi. Ce n'est pas grave. Tu as tout le temps nécessaire. Et bientôt, tu verra, tu comprendra ce mécanisme qui te permet d'avoir accès à la vie, à ta vie...à moi...

– Bien...je crois...que j'ai compris... En fait, toi, la vie, tu es en moi.
– Oh ! C'est beau !
– En fait, toi , la vie, tu fais partis de moi tout en étant à l'extérieur de moi...
– Ouha ! Magnifique !
– Donc, tu es partout à la fois...
– Oh la la !
– Et la, tu te moque de moi...
– Alors la, j'adore ...
– Ouai, mais c'est plutôt complexe à comprendre parfois !
– Oui, pour des esprits tourmentés, des corps torturés. Mais en faisant le calme en toi, tu vois vite, non ?
– Oui, je le conçois... Je le découvre tout les jours en ce moment. J'apprends que je peux apprendre à comprendre la vie. En l'occurence ma vie d'aujourd'hui.
– C'est pas beau ça ?
– Tu m'étonnes... Je re découvre ce moi, donc toi en moi. Je re découvre que je suis moi, donc toi, donc la vie...
– Tu te prends pour la vie maintenant ? Pour moi ?
– Ben, je crois bien... Je suis en vie, je vis ma vie... Je ne peux pas être quelqu'un d'autre. Donc, je suis la vie tout court. Et je me dis aussi que comme les gens autour de moi sont comme moi, ils sont aussi la vie... Tous les êtres vivants...
– conclusion ?
– Nous sommes la vie...
– Allons bon, vous êtes moi maintenant ...
– Et oui ! C'est ainsi ! Nous tous réunis, nous sommes la vie. Donc toi... Tu me répète sans cesse que je suis toi et que tu es moi... Alors prouve moi le contraire maintenant...
– Bon, OK ! Tu as bien travaillé ! Maintenant, tu es toi, je suis toi. Nous sommes nous, le tout, donc la vie. Je n'ai plus rien à dire... OK! Tu as compris... Mais attention, attention à toi, à moi !
– Ne t'inquiète pas ! Je sais que tu me tireras les oreilles si je pars de travers... Je vais être vigilante à tes signes, je te le promets.
– Ok, donc je te fiche la paix... Tu sais oû me trouver...

Voilà ! Nous en sommes là, elle et moi ... Et vous?

Vous voyez, elle est sympa ! Elle a de l'humour, un brin moqueuse parfois. Surtout, elle est une amie sincère qui peut vous suivre de très très près, si vous en avez besoin. Il faut juste apprendre à l'écouter, à lui faire confiance sans douter. Pas toujours facile, c'est sur !

C'est un exercice de tout les jours parfois.

Ne craignez rien, elle est là !

GUERISON INTERIEURE

Je vais te guider pour rentrer au plus profond de toi. Ecoute moi. Entend ma voix en toi comme un bol de cristal.

Tu vas faire le vide en toi pour que cette résonnance prenne sa place et pour que les vibrations des sons se fixent dans ce vide et te remplissent, te guérissent.

Inspire un oxygène tranquille et serein dans une ambiance calme et détendue. Gonfle tes poumons de ce trésor jusqu'à un point de pression maximal pour tes cellules.

Puis expire doucement, tranquillement, en faisant sortir cet air par la bouche et en visualisant le nettoyage de tes cellules.

A la prochaine inspiration, l'oxygène rentrera plus vite, plus loin, plus pur pour remplacer celui qui sera chargé de particules qui ne te conviennent plus. C'est un nettoyage en profondeur qui va jusqu'à ton coeur.

La tête te tourne, ton corps semble lourd. L'altitude, la béatitude, la gratitude pour ton bien être apporte un sentiment de plénitude car la pression est différente dans tes cellules.

Comme un ballon gonflé à l'hélium, tu reprends de la hauteur car tu as gorgé ton corps de cette particule chimique qui te permet de réagir plus efficacement avec l'oxygène autour de toi. C'est une guérison intérieure qui t'apporte la stabilité. L'énergie d'aujourd'hui est plus fluide, moins dense. Alors, il est nécessaire de faire un travail régulier pour garder au maximum ses bienfaits. Chaque respiration est une guérison potentielle car elle va déplacer, transformer, transporter cette résonnance pour remplir tous les vides de ton enveloppe corporelle et accueillir les vibrations de résonnance magnétique pour équilibrer tes énergies.

Laisse passer ce flot, cette vague. Une sensation de renouveau. Ressens cet oxygène qui rentre dans tes gènes et accueille ce bien être qui fait évoluer ton être. Ne retiens ni le mal, ni le bien. Tous doit circuler, même dans tes pensées.

IL EST TEMPS DE TE REVEILLER

Ouvre les yeux de ton âme, de ton corps. Sort de ce sommeil léthargique qui rend ta vie tragique. Prends cette grande inspiration, cette direction, cette ouverture qui fait se déployer tes inspirations, ta protection et tes certitudes. Pour que ta vie d'aujourd'hui sorte de l'oubli, pour que ta vie d'aujourd'hui entre dans la vie, il est temps, grand temps, de te réveiller.

Encore ensommeillée, tu ouvre tes paupières, voile pailleté d'étoiles éphémères. La force qui jusque là t'empêchait d'être toi se transforme en vagues successives de tendresse intensive. L'amour inonde ce qu'hier tu refusais. L'amour inonde ce qu'aujourd'hui tu admet. L'amour inonde enfin et te rends plus sereine.

Il est temps de te réveiller, de te révéler, de te chercher et de te trouver. Et c'est les yeux grands ouverts que tu vas pouvoir trouver la clé de l'univers, de ton univers. Il est présent en toi depuis bien longtemps. Je t'offre l'opportunité de le trouver. Cette porte ouverte va te permettre de t'engager dans la nouveauté. A toi d'aller et de le rencontrer. A toi de suivre ce chemin que tu as engagé. Ne retiens ni le passé, ni le présent. Laisse couler le temps. Comme dans un sablier éternel, une horloge existentielle, un mouvement éternel...

Il est temps, grand temps de te réveiller. Ce demi sommeil que tu gardais en veille sans vraiment qu'il ne t'éveille, tu vas lui demander de s'effacer pour laisser place à ta nouvelle identité. Ce papillon qui restait dans sa chrysalide sans pourvoir étendre ses ailes dentelées et fines, tu vas les propulser au devant d'une scène dument préparée. Rien ne peut retenir ce devenir. C'est immuable, évident depuis longtemps. Alors, qu'est ce que tu attends?

Laisse passer ce flot, cette force naturelle. Laisse te submerger tes émotions, tes sentiments éternels. Laisse se dérouler ton avenir dans cet espace temps intemporel.

Regarde avec les yeux de ton âme ce que tu peux devenir...

BESOIN DE RIEN

Je suis une passerelle.
Une passerelle qui a des ailes

Pas de début, pas de fin.
Elle n'est reliée à rien.

Juste en mouvement dans le ciel.
Je me repose sur ces ailes.

Pas de début, pas de fin.
Elle ne mène à rien.

Mon avenir existentiel.
Repose sur ces deux ailes.

Pas de début, pas de fin.
J'aime ce rien.

J'existe dans ce ciel.
La passerelle se change en ailes.

Pas de début, pas de fin.
Je deviens ce rien.

Et je quitte la passerelle.
Pour retrouver mes propres ailes.

Pas de début, pas de fin.
Je n'en ai pas besoin.

SYNCHRONICITE

Ton regard se perd, ton esprit se perd dans les méandres d'un quotidien que tu ne connais pas, que tu ne connais plus. Tu ne sais plus car tu ne maîtrise plus. Ce qui se passe autour de toi et même en toi te surprend. La chronologie des évènements est troublante et l'enchaînement semble étonnant. Toi, si contrôlante parfois, tu te résous enfin à laisser faire le destin, à laisser faire le chemin...

La vie t'as dit, elle t'a montré, elle a insisté et enfin tu as prit le temps de l'écouter. Tu as posé ta main sur demain, tu as posé tes paupières sur hier, tu as posé ta vie sur aujourd'hui. Et tu as dit "oui!".

Ce moment présent, intense et plein de sens est une absence de vigilance, une attitude de certitude, une reconnaissance de ton essence. Seule au monde dans ton monde, tu t'ouvre à un autre monde au coeur de ton propre monde.

C'est un moment particulier pourtant évident. Mais tu l'as tant rêvé qu'il te semblait inexistant. Et pourtant... il est là! Devant toi... Tu lui tends les bras. Il est là... devant toi... Et lui, il te voit.

Les signes qu'il t'envoie sont là pour ça. Pour te prouver qu'aujourd'hui tu renais, tu revis, tu retrouve ta vie, ta place ici. Tu te parles à toi même pour retrouver les rennes, pour retrouver ton âme, et tous se trame et tous s'enchaîne. Une à une, les synchroncités de la vie te laissent sans voix. Elles deviennent tes guides sur qui tu repose ta voie. Elles t'entraînent vers un chemin que tu ne connais pas mais chaque pierre que tu croise te rend encore plus fière d'être là.

Chaque jour le soleil se lève, plus fort, plus chaud, plus gros, plus haut. Chaque nuit la lune t'apporte le repos. Tu trouve un calme, une accalmie, une assurance, une évidence. Comme une constante, une alternance de vie de résonnance dans une matière qui joue avec l'univers. Tu te sais là et ailleurs à la fois. Tu te sais là, tu en as fais le choix.

OISEAUX MESSAGERS

Messagers de tout là haut.
Nombreux sont les oiseaux.

Messagers des plans subtils.
Ils nous sont très utiles.

Messagers de tous les dangers.
Ils nous guident sans juger.

Jamais très loin, toujours malin, ils nous connaissent, c'est certain.
Et du ciel, leur essentiel, ils déploient leurs ailes.
Se laissent porter par les vents sans aucun tourment.
Ils attendent le printemps et le recommencement.
Et d'une saison, pas deux pareilles, pour vivre dans le réel.
Ils s'adaptent sans fin et chantent de bon matin.

Messagers de tout là haut.
Ils sont là oû il faut.

Messagers des plans subtils.
Ils guides les âmes futiles.

Messagers de tous les dangers.
Ils nous montrent ce que l'on a oublié.

Jamais très loin, toujours malin, leur chant est un quatrain.
Et de leurs ailes, haut dans le ciel, ils déploient l'essentiel.
Le vent les guide dans nos tourments pour nous laisser le temps.
Du commencement et du ressourcement.
Cycle immuable d'une saison d'éveil sans pareil.
Leur chant devient divin quand on l'entend de bon matin.

APPREND A TE REMERCIER

Merci. Merci pour cette vie ici. Merci pour tous ça réunis. La vie en moi me dit merci, la vie autour de moi me dit merci. Je dis merci à la vie.

Ce sentiment de plénitude, d'évidence, de quelque chose de naturel, qui coule de source comme on dit, qui coule de la source de la vie elle même. Ne pas chercher, ne pas trouver, juste regarder et aimer. Juste contempler et absorber. Juste admirer et écouter. Une respiration naturelle, une vibration universelle, un courant éternel dans une vague intemporelle.

Ce monde réponds à mes questions, grâce à cette vie qui me guide sur un chemin particulier aujourd'hui. Ce monde existe parce que j'existe. Ce monde évolue, parce que j'évolue...

Je me revois toute petite, petite fille coquette et proprette. Sans état d'âme car elle était tout près de moi déjà. Insouciante, innocente, je jouais sans penser à la vie car j'étais branchée à la vie, j'étais connectée à la vie, j'étais la vie... Et j'ai grandi, évolué aussi... Et j'ai compris qu'il y avait d'autres vies, d'autres mondes aussi. Et j'ai eu peur, j'ai eu peur de la vie car elle me demandait d'écouter des récits. Des histoires d'autres vies enchaînées à ma propre vie ici. Et j'ai eu peur de regarder les erreurs que j'avais faites ici, qui ont jalonné tous les récits... Et j'ai eu peur de comprendre ce que je savais déjà et qui était enfoui en moi...

Aujourd'hui je sais. Aujourd'hui, j'ai appris. Aujourd'hui, ça suffit. Je me rebranche à la vie, je me reconnecte à la vie, je suis la vie. Je sens cette vague, cette respiration, cette vibration, ce courant qui m'emporte dans le champ de tous les possibles.

La création de la vie apporte la vie. La création des possibles apporte la vie. La création est créative de vie. Alors, je créée ma vie, c'est dit...
Et je me remercie aussi, pour tout ça réunis...

LA GUERRIERE DE LUMIERE

Mon coeur bat comme une guerrière.
Une guerrière de lumière.
Une guerrière qui sait aujourd'hui.
Oû elle conduit sa vie.
Qui sait pourquoi elle vit.
Pourquoi elle a choisit.

Mon coeur bat comme une guerrière.
Il ne regarde jamais en arrière.
Car pour sauver la lumière.
Il faut sans cesse lever les barrières.
Soulever cette matière.
Et retrouver l'atmosphère.
D'une vie simple et sincère.

Mon coeur bat comme une guerrière.
Pour éclairer la guerrière.
Pour la guider aujourd'hui.
Dans ce qui est devenu sa vie.
Pour lui montrer pourquoi elle vit.
Et pourquoi elle a choisi.

LA RECETTE DU BONHEUR

Juste écouter. Fermer les yeux et écouter. Juste par la pensée, écouter sans regarder. En respirant profondemment, juste écouter sans juger, sans bouger...

Voir dans ses pensées. Sentir des idées arriver et s'apercevoir d'un monde en miroir. S'apercevoir que ce miroir reflète nos espoirs. S'apercevoir que ce monde est notre espoir...

Fermer les yeux et écouter, juste par la pensée, écouter sans regarder, sans juger. Laisser venir les images, les émotions et respirer sans retenu, sans contenu, sans mains tendues....

Laisser parler notre coeur qui fait ses choix pour le bonheur. Ecouter cette voix qui vient du coeur et qui connait notre bonheur. Chaque odeur, chaque bruit, chaque émotion, chaque sensation est un cadeau de la vie pour se sentir en vie...

Juste écouter et fermer les yeux, pour aimer, pour s'aimer à l'instant T, l'instant présent, sans juger. Sentir son corps vibrer sous la puissance de la respiration. Sentir son corps se laisser porter par la puissance de la respiration. Sentir son corps et toutes les infimes particules qui font de nous un être unique, se rejoindre en un monde complet et exemplaire...

Puis, enfin, ouvrir les yeux sur la vie, sur sa vie, sur sa vraie vie...
Et respirer encore un peu, juste un peu, pour le plaisir...
Et rire, juste rire pour le plaisir...

JAMAIS SANS MA VIE

Au coeur de la tourmente, au coeur de la tempête, un seul phare guide mon existence, une seule balise de détresse me relit à la vie. Ce fil invisible, ce cordon impalpable, rien ne le devine. Pourtant il existe... Il me tient, me retient, m'empêche de dériver, m'empêche de chavirer. Il est là pour m'ancrer.

Le V est le graal, réceptacle de ma vie.
Le I est la première lettre de mon prénom aujourd'hui.
Le E est la boucle qui me relie.

La respiration, comme une palpitation d'émotion, rejoint ce réceptacle pour former l'amour, pour former la division de l'amour et le partage de cet amour.

Pour que rien ne soit plus beau que la reconnaissance de cet amour partagé, pour que rien ne vienne entraver ce désir d'unité, pour que tous se rassemble sans même s'étonner, je vis, je respire et j'accueille ma vie ici. Je la reconnais. Elle est moi, je sais. Elle et moi, c'est maintenant. Elle me parle en ce moment... Comme un dialogue muet, comme une sensation de déjà vus. C'est physique, matériel et pourtant irréel. Impalpable et pourtant prononçable...

A chaque fois que je l'entends, ça me surprends et pourtant... Maintenant, je comprends, je conçois, et j'approuve tous ces choix que j'ai fait jusque là. Je ne repars pas, je continue... Je ne change pas ma vie, je la suis... Je ne vis pas sans ma vie...

COEUR EN EVEIL

N'ai pas peur d'avancer. Un pied après l'autre sans douter. Le doute ne t'est plus permit maintenant que tu as compris. Tu as compris le pourquoi de ta vie car enfin tu t'ouvre à tes envies. Tu t'ouvre comme une fleur du printemps qui a attendu tout l'hiver la chaleur du soleil. Tu t'ouvre à la vie qui te montre comment apprécier les merveilles de ce coeur en éveil. Rien n'est sur et pourtant... Tu le sens en toi depuis lontemps...Tu savais...

Ne sois pas impatiente, donne toi le temps. Ne cherche plus en dedans, ne cherche plus comment. Regarde autour de toi le bonheur est bien là! Il te tend les bras et toi, tu ne le vois pas !

Regarde...regarde encore... A l'intérieur de ton coeur qui bat... A l'intérieur de ton corps qui dort... Dans les yeux de ceux qui t'entourent... Dans chaque chose qui croise ton regard... Dans chaque geste que tu fais...

Pas d'effort, pas de douleur, aucun regret dans tes pensées, juste toi et moi. Juste là, aujourd'hui. Juste ça, pourquoi pas !

Tu es la maîtresse de ta vie mais tu n'es pas la maîtresse la vie.Tu la suis jour après jour sans comprendre en retour. Les évènements se mettent en place et ta vie s'entrelace. Sans raison mais toujours avec passion, chaque information t'est donnée pour que tu prenne ta décision.

Juste un battement, une sensation, quelque chose qui te pousse irrémédiablement vers la satisfaction d'écouter tes impulsions, d'écouter tes intentions et de suivre tes intuitions.

DU DEJA VUS

C'est drôle aujourd'hui, je ressens du déjà vus. Comme une roue qui tourne et qui revient sur le même arc de cercle, sur la même portion de son envergure, sur un parcours qui me rappelle quelque chose...

Comme à la croisée des chemins, je reconnais l'endroit et sais d'instinct la direction à prendre.

Ça y est, je me rappelle... ça devient clair dans ma tête. Le doute s'envole sans peur. L'assurance de quelque chose de juste, de beau, d'unique. Ce moment particulier m'entraîne vers une avalanche de certitudes qui débouchent sur un torrent de circonstances exceptionnelles, pour s'engager sur un parcours atypique et se terminer sur une réussite.

J'ai le coeur qui cogne, qui résonne, qui chantonne. J'ai la voix aphone, le corps qui frissonne, mes jambes flageolent. J'ai déjà vus, j'ai déjà vécu...

Et je vois cet émoi en moi. Je ressens, je pressens un sentiment intermittent qui prend sa place lentement. Mon coeur cogne, mon corps sonne, ma voix rayonne, je frissonne... J'ai déjà vus, vécu, reçu le bonheur, l'amour, l'unité et la certitude de la plénitude.

Ça y est, j'y suis... C'est ça la vie. Moment magique, fragile, instinctif et primitif. Si simple et si difficile pour des âmes fragiles et sensibles. Mais le naturel revient au galop. Pas besoin de forçer les mots. Ils sont là quand il faut...

Ecoute moi ma vie. Ecoute moi mon coeur. Ecoute moi mon âme. J'ai entendu. J'ai compris. Je revis du déjà vus dans ma vie d'aujourd'hui. Ce n'est pas éphémère puisque c'est rentré dans la matière. Ce n'est pas éphémère puisque je sais quoi en faire. J'accepte tous sans restriction. Je suis sorti de cettte prison pour retrouver mes dons.

Je rentre à la maison assurer de cette passion.
Je rentre à la maison, j'ai retrouver mes dons...

MAI 2018

C'EST L'AMOUR
UNE LAME DE CERTITUDE
LA VIE EST UNE FORCE
UNE PETITE GRAINE
COURS APRES L'AMOUR
TA PROPRE MUSIQUE
LES CHEMINS
TOI ET MOI
ENTRE EN RESISTANCE
AVEC ADRESSE
TOUS SE REVELE AU COEUR DE L'AMOUR
DONNE LA PAROLE A TA PETITE VOIX
IL ETAIT UNE FOIS LA FOI
QUI ES TU ?
DOUCEUR DE TA FORCE
PARLE MOI DE TOI
PARMI LES SOURCES
ETRE OU AVOIR
JUSTE NATURE POUR UN EGOISME PUR
BATAILLE D'EGO
LE TRAVAIL ET LA SANTE
JE CROIS EN MOI
RETROUVE TON POUVOIR DE LIBERTE
REALISE TON REVE
FAIS L'AMOUR A LA NATURE
JE SUIS HYPERSENSIBLE
RIEN NE TE RETIENS
LES OREILLES DE TES EMOTIONS

C'EST L'AMOUR

C'est l'amour qui guide nos coeurs. Seul l'amour connait le chemin du bonheur. Si ton coeur bat, c'est pour et grâce à l'amour. Rien n'explique pourquoi ni comment. C'est une alchimie. L'alchimie de la vie. Nous l'avions perdu et aujourd'hui, en nous retrouvant, nous retrouvons cette alchimie. Ce mélange de nous tous, ce mélange de toutes ces vies.

L'âme qui vit cette alchimie dans l'alchimie de la vie est une âme complète, entière, qui a compris la musique qui se joue dans chaque coeur réuni.

Imagine une marguerite. Chaque pétale reliée au centre par un soleil de chaleur intense. Chacune des pétales se relit à la suivante pour créer une ronde parfaitement ronde. Les connections au soleil se font par la pointe de chacune d'elles, pour centrer les éveils et les mener aux merveilles.

Aujourd'hui, nous aussi, nous créons cette ronde. Aujourd'hui, nous aussi, nous réunissons nos connections pour centrer notre éveil et nous mener ensemble aux merveilles. Merveilles de la vie, de l'amour qui nous réunis dans une ronde parfaitement ronde. Merveilles de la vie , de l'amour réunis, qui nous guide dans cette alchimie.

C'est l'amour qui guide nos coeurs. Seuls nos coeurs peuvent connaitre le bonheur. Nous avions oublié de l'écouter et aujourd'hui, le retrouver, nous fait nous retrouver. Le réécouter, nous permet d'écouter les vibrations, les sensations, les intuitions qui sont nos émotions. L'âme est guidée par l'émotion qui lui permet de prendre des décisions au delà de toute raison, de toute imagination.

Imagine, une plume. Elle vole et tourbillonne, plane et papillonne, se laissant bercer par la brise qui la fait lentement frissonner. Rien ne la retient. Rien ne l'empêche de voler mais elle a besoin de cette légèreté pour être soulever et suivre cette brise sans rien demander. Aujourd'hui, nous sommes cette plume. Aujourd'hui, nous aussi, nous nous laissons porter. Rien ne nous retient, rien ne nous empêche de voler et nous avons besoin de cette brise pour retrouver cette légèreté.

La brise de la vie, de l'amour réunis, qui nous guide dans cette alchimie.

UNE LAME DE CERTITUDE

Ton corps est matière et ton esprit est libre. Lui seul est capable de prendre de la hauteur. Tu dois pour cela lui laisser la place qu'il mérite. Et il te dira pourquoi tu t'agite...

La liberté de ton esprit ouvre ton âme endormie. Elle fait s'envoler les compromis pour assurer ta nouvelle vie. Comme la rivière retrouve son lit, toi, tu retrouve ta vie. Comme le soleil retrouve le ciel, toi, tu retrouve ta lumière... Et cette rivière, cette lumière, cette matière compose ton univers. Tu as cette liberté de pouvoir jouer. Tu as cette liberté d'aimer et d'admirer. Tu as cette liberté de vivre en liberté.

Ecoute en toi l'harmonie de ton esprit. Ressens les palpitations de ton âme qui t'envoie des impulsions, des intuitions... C'est tout au fond... Ecoute...Ressens... Comme un courant qui circule, qui s'amplifie. Comme un torrent de sentiment qui véhicule des larmes et des tourments, des rires et de l'amour, de la joie et de l'humour.

Ressens cette lame qui te traverse, te transperce et qui, chaque jour, guide tes pensées les plus secrètes. Cette lame rencontre la matière de ta lumière pour refléter les facettes de ton univers. Cette lame rencontre ton âme et ensemble vous choisissez enfin le chemin la main dans la main. Vous êtes unie. Vous avez compris...

Et quand se calme ton esprit, quand s'endort ce torrent d'efforts, quand s'efface la douleur et les peurs, tu retrouve ta vie, ton amie. Tu tire cette lame pour soulager ton âme. Tu retire toute entrave. Tu sèche tes larmes et ton coeur meurtri se guéri petit à petit. Les blessures se referment sur ton coeur aguerri. Tu range la lame dans le fourreau de ta mémoire comme on range un joyau dans un grimoire. Il reste l'éclat, il reste la force, il reste une illusion qui se transforme en vibration, en émotion, en sensation. Une déferlante entraînante t'emporte dans une tourmente indifférente à ta douleur, à ta patience.

Tu reste là, inerte, incomplète et pourtant, tu sens en toi qu'enfin tu as trouvé l'endroit qui te convient, que la complétude ne deviendra certitude que quand ton attitude reflètera tes certitudes.

LA VIE EST UNE FORCE

La palette complète des sens, des couleurs, des odeurs, des sentiments guide de tous temps le monde du vivant. Rien ni personne n'échappe à cette loi immuable. La vie est la preuve d'une force secrète, d'une forme de secte. C'est comme un inceste, une douleur intrinsèque.

Regarde cette force en toi. Regarde ce qui réveille ta voie. Regarde et ne combat pas cette force la... Elle est en toi, car elle est tienne. Elle est en toi car elle a les rennes, elle t'entraine... Si tu résiste, elle te plie, elle te déplie. Elle te relie aux autres vies pour te relier à la vie...

As tu compris? Aujourd'hui, la vie vit et toi tu survis ! Tu cherche pourquoi comment et pour qui ! Alors que simplement, tu te dois la vie. Tu as choisi d'être ici. Tu cherche un paradis comme une parade dans ta vie. Tu cherche pourquoi tu vis alors que c'est toi qui choisis. Pourquoi ce choix? Pourquoi ici? Pour qui pourquoi? STOP ! Arrête ces questions la !

Ne fuis pas... Ne t'enfuis pas... Ne refuse pas de croire en toi... Ne refuse pas cette chance la. Tu ne peux pas... Tu ne peux plus...

Maintenant que la vérité a éclaté, que tu sais, et que tu connais la force de ta vie, rien ne doit t'empêcher de jouer avec la palette de la vérité. Tu te dois d'avancer et si tu ne peux pas encore la contrôler, tu va suivre pas à pas le chemin du petit poucet. Tu ne peut rien te refuser. Tu ne peux pas t'abandonner. Cette force que tu vas trouver, puiser, diriger, elle va te stabiliser. Chaque battement de coeur t'apporte, encore et encore, cette force immuable. Cette douleur intrinsèque qui coule dans tes veines réveille une force gigantesque pour te propulser au devant de toute réalité, au devant de tes rêves les plus secrets.

La force de ta vie t'apporte la vie avec la force et si la vie est une force alors, tu as la force en toi, tu as la vie en toi. Tu es la force, tu es la vie...

UNE PETITE GRAINE

Une graine de folie plantée dans mon jardin secret.
A bouleversé ma vie, l'a changé à jamais.
Cette graine s'est développée, lentement s'est transformée.
A rejoint la canopée de la grande forêt.
Quelque chose de très haut, là haut, tout là haut.
A rejoint mes idéaux comme un grand cadeau.

Petite graine de vie que je croyais endormie.
Petite graine de vie, tu m'étonne et tu m'éblouis.
Cette force tranquille m'interpelle et m'inspire.
En moi elle relie mes cellules à la vie.

Mon jardin secret s'est ouvert à jamais.
Ma graine de folie a bouleversé ma vie.

COURS APRES L'AMOUR

Rien ne te retient dans ce monde ici bas.
Tu n'existe pas dans cette matière la.

Tu ne fais que passer pour aimer et aider.
Tu vis parce que tu es, en toi c'est inné.

Tu cours après l'amour que tu dis pour toujours.
Avec un brin d'humour, tu fais un dernier tour.

Le manège va bien trop vite pour toi ici bas.
Tu cherche le calme dans cette matière la.

Respirer c'est aimer et apprendre à aider.
Tu as enfin compris, en toi c'est inné.

Et dans ce dernier tour que tu dis pour toujours.
Tu cours après l'amour avec un brin d'humour.

Rien ne t'appartient dans cette matière la.
Dans ce monde ici bas, tu n'existe pas.

Tu ne fais que passer, en toi c'est inné.
Pour aimer et aider, tu vis parce que tu es.

Tu cours après l'amour et tu fais un dernier tour.
Tu te dis c'est pour toujours avec un brin d'humour.

TA PROPRE MUSIQUE

Tu as mit ton coeur dans un incubateur en espérant y trouver le bonheur.
Crois tu que la solution se trouve dans cette option qui sert la raison?
Crois tu que ce bonheur parfait mais sans odeur soit à la hauteur?
Tu vaux mille fois mieux que cet artifice, que cette matrice.
Tu vaux cent milles fois la peine de tes idées créatrices.

Reprend ce coeur et écoute plutôt cette musique magique.
Ouvre l'incubateur et laisse circuler ce flot endémique.
Il va t'entrainer dans quelque chose d'unique.
Dans quelque chose de fantastique et de christique.
Comme une lumière aux reflets mirifiques.
Comme un nuage hypnotique.

Laisse moi prendre les rennes.
Et diriger tes ailes de papillon éphémère.
Fais confiance à cette musique entrainante.
Qui te fait entrer dans la danse.
Tu suis le rythme sans risque
En suivant la ligne directrice.
D'un coeur qui bat sans partir au combat.
Sans chercher le pourquoi...

LES CHEMINS

Indécise aujourd'hui, persuadée demain, tel est mon devenir quand j'écoute mon destin. Rien n'est certain. Je sais bien que mon chemin est incertain...

Autour de moi, il en existe un millier qui se croisent ou s'évasent. Chacun à le sien, et moi je voudrais que s'y rejoignent tous les destins. Avez vous seulement une idée pour y arriver? Ou devons nous juste nous y promener? Avez vous l'impression d'exister? Ou juste de respirer?

Je suis fière de pourvoir vous confier mes sentiments les plus secrets car je n'ai plus besoin de cacher mon émotivité. Comme dans un livre ouvert sur chacune des pages qui le compose, je joue avec l''univers sur la palette qu'il me propose. Je reste ouverte sur chaque choix qui se présente à moi. Et je choisis sans compromis, en ma toute bonne foi, ce qui m'éveillera, ce qui me comblera, ce qui m'enchantera.

Si mon chemin est incertain, c'est qu'il est certain de guider mon destin pour m'amener à faire mes choix pour mon bien, sans refuser tous les liens avec les autres chemins. Ces liaisons essentielles d'une vie universelle nous mènent aux merveilles d'une unité vers le ciel et nous unissent vers celle qui nous donne la vie. Et si tous les chemins se rassemblent vers la vie, ils ressemblent aux merveilles que nous donne la vie.

Alors, je suis fière de pouvoir circuler sur ce chemin de pierres scintillant de reflets. Chaque étincelle à nul autre pareille m'amène à l'éveil. J'avance et j'accueille sans prendre le deuil car je suis au seuil d'une porte recouverte du linceul de mon existence. Je vais le pulvériser, le déstructurer, le transformer pour accéder enfin au véritable chemin, au mien, a celui qui rejoint le tien et le sien, a tous ceux qui forment les lendemains.

Et sans frein, je retrouve mon destin. Dans une histoire sans fin, je retrouve l'appétit car sans cette faim, il n'y a pas de vie...

TOI ET MOI

- Sais tu pourquoi tu es là ?
– Non, je ne le sais pas.
– Sais tu pourquoi tu réagis comme ça ?
– Non, je ne le sais pas.
– Tu ne sais pas grand chose alors, toi !
– Non, je ne te crois pas...
– Alors qu'est ce que tu fais là ?
– Ça, je ne le sais pas...
– Ecoute, écoute moi.
– Je suis là pour ça !
– Non, je ne te crois pas.
– Pourquoi dis tu ça ?
– Je le sens au fond de toi...
– Que faire pour changer ça ?
– Toi seule le sais, ça. Toi seule le vois...
– Mais je ne sais pas, ni ne vois !
– Attend, ressens, écoute moi...
– Je ne fais que ça !
– Alors, plus fort ! Plus dur ! Regarde toi !
– Mais je ne le peux pas !
– C'est comme tu veux, tu vois !
– Non ...pas comme ça...
– C'est toi qui choisis, pas moi.
– Mais tu dois m'aider là !
– C'est ce que je fais jusque la...
– Je ne ressens rien moi...
– Alors, tu t'en vas ?
– Non, je ne le peux pas !
– Alors, bat toi contre toi !
– Et pourquoi pas contre toi ?
– Parce que tu es toi...
– Oui, je suis moi, et toi ?
– Je suis moi, et toi ?
– Je suis toi et moi...

ENTRE EN RESISTANCE

Entre en résistance contre la résistance de tes résistances. Accepte de ne pas résister tout en résistant de laisser tomber. Ne cherche pas. Ne t'impose rien. Reste dans le LA et n'attends rien de demain. Juste ce moment riche du néant, juste ce moment de bien au dedans.

Ne te brusque pas. Laisse aller ce pas. Ne résiste, ne persiste et n'insiste que si ton coeur s'enkyste. Ne sois pas de ceux qui mènent le combat pour entrainer bien malgré toi cette rumeur d'humeur de non foi. Garde la tienne en toi. Elle seule sait pourquoi. Elle seule peut entrer en résistance pour t'entrainer dans la bonne voie pour toi. Elle seule possède une force indomptable, infatigable, insondable. Elle seule possède cette qualité qui lui permette de transcender toutes peurs, tout blocages, tout obstacles sur ton chemin.

Entre en résistance et garde ta croissance, tes connaissances juste pour guider, aimer et soulager. Ne cherche ni à changer, ni à diriger, ni à amplifier. Juste la justesse de chaque geste, de chaque note dans tes paroles, juste une présence sans résistance, dans l'assurance de la justesse.

Ferme les yeux, ferme ton coeur à ce qui t'entoure, ferme tous les capteurs sensoriels pour n'écouter que le ciel, que l'essentiel. Et la, tu saura, tu verra et surtout, tu sera là, bien là, et c'est tout. Et c'est la que tu entre en résistance à ton impatience, à ton arrogance, à ton existence. C'est la que tu vois, que tu comprends pourquoi cette peur, ce blocage, cet obstacle devant toi. Ce moment est là pour ça. Ne le repousse pas. Comprends juste ce qui est juste et ce qui ne l'est pas. Comprends juste et fais les changements que tu dois. Juste pour toi à cet instant là ! Juste pour toi, pour ton bien à toi. Ne reste pas sur le banc des accusées. Ce n'est pas une place pour les initiés. Entre en résistance pour te délivrer et retrouver ta liberté. Une liberté d'aimer pour résister. Une liberté de résister pour vivre la vie qui te choisit et qui te mène sans artifices vers l'amour de ta vie, vers ta vraie vie.

AVEC ADRESSE

Mais pourquoi j'ai ce doute qui s'installe constamment en moi ? Pourquoi je dois sans cesse travailler sur ces questions là ? Pourquoi je suis à chaque fois surprise d'une évidence qui pourtant semblait acquise ? Pourquoi ? Pourquoi ? Je cherche toujours en moi...

Comme un puits insondable, d'une profondeur incalculable, je descends toujours plus bas pour chercher les réponses à ces questions la. En ai-je le droit ? Si je ne le fais pas, qui le fera pour moi ? Je sens bien que je le dois, qu'il n'y a que ça qui guide ma foi. Elle a besoin, elle aussi, de comprendre, de savoir. Elle sait que la vérité va éclater, elle sait que c'est ça qui va changer l'humanité. Elle sait que nous sommes là pour avancer, pour éclairer de cette vérité notre avenir, notre destinée.

Je ne crois plus en la raison, elle avait emprisonné ma passion. Elle m'avait isolé de ma vraie maison pour m'enchainer à une prison. Et j'ai appris avec raison, j'ai appris sans déraisons que je pouvais changer ma vie sans changer le cours de ma passion. Celle qui me mène vers d'autres horizons, et qui m'entraine vers d'autres passions.

A moi de faire le choix jusqu'oû je dois. A moi de décider oû et quand changer. A moi de résister ou bien d'évoluer. Je vais transformer toutes formes de difficultés en une chance inespérée d'une réalité éclairée par une foi inaltérée. Je sais que je le dois. Je le dois pour ma foi qui m'a guidé jusque là. Je le dois pour moi, pour ce moi que je reconnais enfin ici bas. J'ai détesté ma route qui était pleine de doutes et pourtant aujourd'hui, si je suis ce que je suis, c'est que ces doutes m'ont permis d'arriver jusqu'ici. C'est que j'ai mis en doute ce qui me semblait gris. C'est que je voulais du parfait dans ma vie, parce que maintenant le doute ne m'est plus permis...

Et j'ai devant moi deux hirondelles qui volent à tire d'ailes pour me montrer les merveilles du ciel et de l'essentiel. Elles aussi sont guidées. Elles n'ont pas de doutes sur leur destinée, sinon de voler dans ce ciel ensoleillé d'une belle matinée. Elles sont reparties, guidées par leur vie, car elles ont réussie leur mission aujourd'hui. Celle de me montrer la très juste vérité de cette journée ensoleillée, de cet amour juste et parfait, de ce moment de sérénité.

Voilà la vérité, juste la vérité. A cet instant précis, je suis en accord avec la vie. J'entend et j'écoute. Et si je dois descendre plus bas dans le puits, rien ne me coûte, pas même un doute. Car je m'adresse avec adresse, je reconnais mes maladresses sans changer mon adresse.

TOUS SE REVELE

De tous temps, on a cherché des ailes. De tous temps , on a volé des rêves. De tous temps, on a volé les ailes de nos rêves.

Parce que nous n'arrivions plus à comprendre un langage, parce que nous refusions de voir ce naufrage. Parce que chacun cherche un mirage. Peu de gens comprennent que pourtant, c'est dans nos gènes, que pourtant, rien ne nous gènent, que pourtant, tout nous entrainent.

Simplement, juste simplement, écouter le temps, de temps en temps. Et faire un choix, juste parfois, juste pour la foi de ce moment la. Juste pour un équilibre de sa vie à soi. Regardez au dehors pour comprendre au dedans. Regarder au dehors, sans juger, sans tourments. Juste s'apercevoir que le bien, tout simplement, n'est pas oû on le croit, oû on le voit mais parfois juste à côté de soi...

Et puis tendre la main pour recevoir ce bien. Tendre la main pour changer un destin. Tendre la main sans penser à demain, sans chercher un gain, sans s'oublier c'est certain. Rester humain, garder une main pour ce demain sans lendemain. Et faire se rejoindre toutes les mains en une seule et même main, en un humain. Car pour sauver l'humanité, il faut des mains, il faut les tendre et les accepter pour former un soleil avec toutes ses merveilles.

Voilà un nouveau langage à comprendre pour sortir de la cage. Voilà un nouveau langage qui partage. Qui partage en deux les nuages, qui partage en deux les entraves, qui partage sans ombrage, sans outrage. Car cette ombre qui a volé mes ailes, ce tour que m'a joué cet ombrelle, à toute âge de ma vie, m'a donné envie de cette poésie.

Et la poésie de la vie, c'est qu'un simple poème a changé ma vie...Merci...

Alors, je vous le dis, je vous l'écris ici. De tout temps on a cherché nos rêves dans nos rêves, nos ailes dans nos ailes, nos rêves dans nos ailes et nos ailes dans nos rêves. Et c'est dans le réel, dans les rêves-ailes que tous se révèle...

Juste une fois, écoutez, ressentez et vibrez. Et je peux vous jurer que ce que vous ressentirez, vous ne pourrez jamais l'oublier, le cacher, ni même le garder...

AU COEUR DE L'AMOUR

Et l'amour mourra à cause d'un simple tour. Sans m'en rendre compte, je me suis oubliée. Je me suis oubliée et même violentée. Sans m'en rendre compte, j'étais devenu celle qui ne savait plus, celle qui ne voulait plus, celle qui n'écoutait plus. Je m'étais perdue.

Et puis, tu es revenu éclairer mes vertus, et j'ai sus que j'étais revenu chez moi, au dessus. A bout de bras, tu es là, à me montrer ma voie ! Et dans ma voie, je reconnais ce chemin la. Dans mon corps, ça résonne, ça vibre et ça tonne car les vibrations rentrent en percussion quand je déraisonne. Je me laisse guider dans mes activités et je n'évite plus les actes de ma vie. Car elle me les choisie une par une aujourd'hui, et quand je les suis, elle me remercie. Je la vois, elle me le dit. Je l'oublie, elle le voit. Alors, je reste concentrée pour ne pas oublier qu'elle et moi c'est pour la vie que l'on doit s'aimer. Qu'elle et moi on appartient à ce coeur la. Qu'on a choisit ensemble de te donner la chance de nous rassembler, de nous faire nous aimer, de nous faire aimer la vie et de te garder dans ce graal bien aimé. Ce receptacle de vie, de vérité et de vers unis vers l'uncité, unique de fragilité et parfait dans son utilité.

Au coeur de ce corps, au coeur de l'amour, au coeur de la vie, il y a l'espoir, il y a le renouveau et il y a l'envie. L'envie d'être ici, l'envie d'être en vie, et de sentir cette magie. L'envie d'être parmis la plus belle des vies pour enfin découvrir qui je suis, pour enfin faire parti de ta vie. Pour n'en faire qu'une, pour s'unir, pour former ce qu'on appelle un paradis.

Tu ne me dis pas, dit ! Ne me dis pas que tu ne me l'as pas dit! Juste une parade à la vie. Juste une parade si tu accepte ma vie. Si tu accepte la parade de nos vies. Une parade pour l'amour, une parade pour la vie. Au coeur de l'amour, la vie vit et revit. Au coeur de cette parade, il y a le paradis. Au coeur du paradis, il y a ma vie et toi réunis.

Mon âme sait ce qu'est l'amour. Elle est le coeur, elle est la foi, elle est tout ça. Elle me guide vers toi pour nous réunir enfin. Parce que c'est notre chemin, notre destin. Tu es revenu éclairer mes vertus et j'ai sus que moi aussi j'étais revenu.

DONNE LA PAROLE A TA PETITE VOIX

Ecoute... Ecoute, juste une parole... Une parole qui part, une parole qui vole, qui s'affole, qui t'affole. Une parole qui t'affole parce que tu la crois folle, une parole que tu crois mais qui s'envole. Pourquoi tu n'écoute pas ? Pourquoi tu ne la crois pas ? Pourquoi elle en reste là ? C'est trop fort pour toi ? Tu ne la mérite pas ?

Pourtant, tu entends. Pourtant, tu la sens lentement dans ton sang. Elle s'immisce dans chacune de tes cellules. Elle parvient au centre névralgique de ton cerveau limbique. Elle parvient à rentrer dans ta bulle pourtant protégée par ton corps fatigué. Tes remparts se brisent sous des lames acérées et la tempête fait rage dans une mer dévastée. Les sons se perdent au gré du vent déchainé et bientôt, par morceau, les phrases arrivent à se regrouper. Les mots d'un coup se reconnaissent et trouvent leur place sans se bousculer. Et le sens de leur discours ouvre la porte de tes pensées. Et cette parole hier folle devient parole de vérité, que tu arrive enfin à écouter, qui te délivre enfin de ton passé, qui te guérie de cette tempête, de cet ouragan miraculeusement arrivé.

Cette parole d'évangile devient agile pour te guider. Elle n'est ni d'eve, ni d'adam. Elle est subtile et innée. C'est un ange agile qui rêve de t'aider et qui se sert de la vie pour te le montrer. C'est un rEVE d'ANGe agILE qui parle à tes pensées. Il sait. Il sent et voit ce que tu ne connais pas encore. Il sait. Il comprend que tu ai besoin encore de croire en toi, en eux, à ce que tu vois pour exister et écouter enfin cette petite voix.

Ecoute cette parole de cette petite voix. Laisse lui la place d'exister, une chance de t'aimer. Ne referme pas cette porte durement secouée. La serrure s'est cassée sous le poid de tes pensées. Tu as perdu la clé du cadenas explosé et la chaîne s'est brisée, les maillons envolés. Il n'existe plus rien pour la refermer. Elle va très bientôt se désintégrer car dans ce nouveau monde, elle ne pourra plus t'aider.

Tu vas prendre conscience de ta propre conscience pour rester consciente et confiante. Et même si tu ne comprend pas mot à mot ta petite voix, elle, elle saura traduire ce qu'il faut pour guider ta voie, pour agiter ta foi, pour ne pas te tromper encore une fois.

IL ETAIT UNE FOIS LA FOI

Il était une fois, une foi qui n'avait plus la foi. Elle divaguait, perdue, en se laissant porter, en supportant sans se plaindre tous ce qui se passait autour d'elle. Elle habitait une chaumière au coeur même de la forêt. Cette chaumière rassemblait tous les animaux de la forêt, les végétaux et même les âmes qui se perdaient dans le dédale des chemins.

C'était un havre de paix pour tous sauf pour la foi qui ne comprenait pas ce qu'elle faisait là, qui ne voyait pas à quoi elle servait là. Elle se sentait inutile et fragile. Elle portait le malheur des autres pour les soulager en pensant que c'était sa destinée. Mais elle était fatiguée et aurait voulu s'arrêter, penser un peu plus à elle, profiter sans s'inquièter... Mais beaucoup avaient besoin d'aide et elle ne savait pas refuser... Elle était persuadée qu'elle devait continuer... Sa vie ainsi faite devait être parfaite! Elle avait cette chance d'être forte et en bonne santé ! Pourquoi se plaindre de trop travailler ?

Pourtant, un jour, alors que rien ne le présageait, le poid fut trop lourd. D'un coup il la coucha. La douleur fut atroce et en deux la plia. Au dessus de son évier, elle ne put s'agripper. Chutant de tout son long, elle se cogna la tête, et un voile ténébreux s'empara de ses yeux.

– Oh mon dieu! Pensa t elle. Je me sens défaillir... Mais que vont devenir tous les nécessiteux qu'il m'a fallut accueillir ?

La réponse ne vint pas ou plutôt celle qu'elle attendait se transforma en un voyage fantastique et fantasmagorique.

Une bulle au contour scintillant, avec à l'intérieur un paysage enchanté. Une atmosphère légère, une lumière presque aveuglante pour des yeux qui n'y sont pas habitués. Un calme de légèreté avec une brise qui soulève des papillons argentés. Et juste le chant de quelques roitelets, mésanges et autres emplumés. Et voilà que la foi se redresse en se frottant la tête et en découvrant cette nouvelle planète. Encore endolori, elle souri et se dit

– Me voilà donc partie ! Ça y est , j'y suis ! De l'autre côté, c'est joli! Je vais pouvoir enfin me reposer...

Maintenant redressée, elle s'époussette et une poussière dorée se soulève autour d'elle. Dans ce halo qui la suit, elle avance. Elle ne voit ni ses pieds, si ses mains. Pourtant, ils sont présents, elle les sent. Mais cette poussière dorée les a comme absorbée. Elle est comme dans une bulle, dans une autre bulle. Il lui semble marcher sur de la ouate qui s'enfonce légèrement à chaque pas. Pourtant, plus loin, c'est un champ de blé. Et plus loin encore, la lisière de la forêt qui semble s'éloigner à chaque pas qu'elle fait. La tranquilité des lieux lui fait oublier l'incident qui l'a mené là. Et la légèreté de l'atmosphère lui fait perdre la notion du temps. Si longtemps qu'elle attend ce repos... Le voilà enfin mais pas comme elle l'avait prévu... Pourquoi pas après tout ?

– Juste un moment, et après je redescends...

La forêt qui s'éloigne, le champs de blé prêt à être moissonné, le chant des oiseaux au lointain et ces papillons qui semblent irréels, c'est dans cette bulle qu'elle voudrait rester se reposer quelques instants avant de rentrer. Elle voudrait s'étendre pour reprendre son souffle, elle voudrait fermer les yeux pour juste écouter et se laisser aller. Elle voudrait profiter de cet intermède surprenant pour faire le point un instant.

Malgré tous ses désirs, ses intentions, elle n'arrive pas à se baisser, à s'allonger. Elle a pourtant réussi à se relever tout à l'heure ! Mais après plusieurs tentatives, maintenant, à l'instant T, ses jambes ne lui répondent plus et en même temps, elle se rend compte que ses bras non plus. Il ne lui reste plus que sa tête, ses yeux qui ne veulent pas se fermer non plus et sa bouche qui reste figée avec ce sourire beat qui lui est venu en se réveillant. Ses jambes ont prit en main les opérations et ses mains ont disparu de la circulation... Elle ne semble pas affolée pour autant... Surprise mais tranquille... Résignée et pas étonnée...

Plus rien ne fonctionne en elle si ce n'est son coeur. Le reste est à l'arrêt depuis plusieurs heures. Son esprit fonctionne mais bouillonne. Sa tête tourbillonne et en elle plus rien ne raisonne. La ouate sur laquelle elle marche semble remonter le long de son corps. La lumière presque irréelle forme des vagues qui la traversent comme des ondes spectresses. Pourtant, ce qu'elle ressent est tellement fort qu'elle se sent défaillir de plaisir. Jamais, du plus loin qu'elle se rappelle, elle n'avait ressenti cet appel. Jamais, du plus profond d'elle même, elle n'avait senti ces merveilles. Un bien être complet, entier, parfait. Tout est à sa place. Juste oû il se doit, à ce moment là. Tout va bien, enfin...

Mais pourtant, il faut bouger, réagir, intervenir ! Comment ? Comment reprendre les rennes de tout ça ? Comment s'en sortir et revenir ? Et pourquoi ?

Sans autre explication, la scène se désagrège. Sans aucune raison, les bulles se désintègrent et autour de la foi perdue à ce moment là, se met à voler tous les papillons, les oiseaux et même les fées des bois. Un cocon se forme, transparent et brillant. Et chaque fil de soie tissé par la magie des bois constuit un habitat pour protéger la foi. Un corps magnifique apparait enfin, englobant le plus important et le plus grand sentiment que la foi ai connu de son vivant. Une voix émerge du néant pour apporter un message troublant :

- Tu es revenu plus forte qu'avant... Sache que maintenant tu repose au dedans...

Retrouvant ses membres, retrouvant sa voix, retrouvant sa vie, la foi enfin se dit :

- Me voilà, je revis ! Je dois croire en ma vie ! Car ma fois, j'ai bien compris qu'avec cette foi, je suis bien moi !

Depuis ce temps, dame la foi à garder la foi pour garder la vie et à rendu à tous les nécessiteux leur foi aussi.

QUI ES TU ?

Je ne suis qu'un baiser qui se pose sur tes lèvres.
Je ne suis qu'un baiser comme un simpe arpège.
Je suis un frisson qui parcours ton corps.
Je suis un typhon qui te secoue bien fort.

Quelque chose qui vient du fond comme une cargaison coulée dans les tréfonds d'une mer d'émotion.

Je ne suis qu'un portier qui ouvre les sentiers.
Je ne suis qu'un portier qui te montre comment aimer.
Je suis une simple reine qui t'entraîne.
Je suis une pure merveille qui s'éveille.

Quelque chose qui s'émerveille d'un simple ciel parsemé de nuages à la lumière éternelle.

Je ne suis qu'un amour ouvert à cette vie.
Je ne suis qu'un amour qui s'ouvre aujourd'hui.
Je suis ce frisson qui parcours ton corps.
Je suis ce typhon qui te secoue encore.

Ce baiser qui vient du fond ouvre la porte de ta cargaison.
Et la reine qui s'émerveille ouvre le ciel de tes émotions.
Cette lumière qui t'éveille parcours les nuages du ciel.
Pour ouvrir ton coeur à la vie éternelle.

Je suis amour frisson, baiser typhon.
Je suis le portier du fond de tes émotions.
Je suis la reine de toutes tes merveilles.
Je porte la couronne de ton éveil.

DOUCEUR DE TA FORCE

Ne sois pas impatiente de te trouver vraiment. Laisse faire le temps qui t'entraîne doucement. Laisse toi aller dans cet univers de paix et de talents. Ecoute... Juste, écoute... Chaque bruit, chaque son, chaque particule te parle, te guide, te mène. Plus rien ne t'entraîne, puisque sur toi je veille. Plus rien ne t'entraîne car je t'emmène. Tu suis doucement ce chemin qui sème en toi cette force. Tu suis simplement cette voix en toi qui te dit "va, va au delà! Va plus loin encore...". Tu ne sais pas vraiment pourquoi mais tu y va.

N'ai pas peur. N'ai pas peur de cette force qui te pousse inlassablement, inexorablement, inéluctablement. Elle est en toi depuis longtemps, elle attendait que tu la délivre simplement. Et maintenant, maintenant qu'elle a trouvé sa place en toi, elle te mène jusqu'au bout des doigts, par la douceur de ton coeur. Et c'est avec honneur que tu la reçois et c'est dans le bonheur que tu t'aperçois que tu l'as en toi.

Cette force tranquille, cette douceur habile, qui sait allier amour et amitié, qui sait conjuguer le verbe aimer, qui sait apporter la vérité sur toi et ta destinée, est remontée du plus profond du coeur de tes cellules pour faire circuler en toi cette douceur incomparable, cette fraicheur insondable, cet honneur de la vie qui t'habite désormais ici.

Juste ici et maintenant, la force de la vie et la douceur aussi, te parle avec envie de tous les trésors de tes envies. Reçois cette douceur, ressens cette force, perçois cette douceur de ta force en toi. Elle sommeille. Juste elle sommeille. Réveille là ! Réveille toi ! Pour te donner la place ici bas ! Pour te donner la chance d'être là ! Pour te donner la force et la douceur de trouver le bonheur dans ton coeur...

Entrouvre chaque pétale de ton armure animale. Dénoue chaque noeud qui t'empêche d'être heureuse et parle avec ton moi supérieur pour comprendre enfin cet honneur. Cette voix intérieure est ta force intérieure qui te mène avec douceur vers la voie du bonheur. C'est la douceur de ta force qui t'habite, qui t'apportera la force de la douceur, de l'amour et du bonheur.

Cette force de la douceur est la plus forte dans ton coeur.
Cette force de la douceur est la force de ton coeur.
Cette douceur de la force est ton propre coeur.

PARLE MOI DE TOI

Je t'écoute. J'écoute ton coeur, ton âme. J'écoute les vibrations qui émanent de ton corps, de ton émanation, de ton âme. J'écoute ce qui se perd dans l'univers, ce qui parle à l'atmosphère, ce qui est le plus sincère.

Je te perçois. Je perçois ce toi en moi. Je perçois cette même identité, cet esprit dirigé, cette âme déployée dans cette immensité. Je perçois un dialecte intrinsèque qui cherche une écoute secrête.

Et c'est dans le silence le plus complet que j'entends, que je t'entends. Dans ce silence si dense je m'aperçois et je perçois des bouts de toi. Des bouts de toi en moi qui me parlent de toi et même de moi parfois. Je ressens et je descends au plus profond en dedans. En dedans de ce temps qui devient un espace temps. Un espace intemporel qui dessine des ailes pour me guider vers toi pour me montrer tes peines et même tes joies.

Parles moi de toi et je te parlerai de moi. Parles moi de toi et tes peines s'envoleront; et ensemble nous volerons vers la guérison. Nous mettrons un nom sur tous ces non pour les transformer en oui pour la vie. Nous construirons un pont d'émotion pour passer au dessus de tout tes ennuis, pour découvrir la beauté de cette vie, pour changer ton esprit embrumé et transit en une âme délivrée et jolie.

Parles moi de toi et même de toi en moi car toi aussi tu me vois, tu m'entends, tu pressens mes sentiments. Toi aussi tu peux écouter, m'écouter et ressentir pour découvrir. Tu peux percevoir, entrevoir et alors ensemble, nous pourrons mener ces émotions vibratoires vers une atmosphère sincére et claire, qui réparera les vides de l'univers pour créer l'unité sur cette terre.

Je t'écoute. J'écoute ce qui se passe autour de moi. J'écoute si tu m'envoie ce que tu perçois. J'écoute si tu accepte le moi en toi et le toi en moi. Je ne peux écouter que si tu me dis, si tu accepte d'être en vie, si tu accepte d'être ici avec moi, aujourd'hui. Partager, c'est aimer. Aimer, c'est partager. Ecouter, c'est aimer et aimer c'est écouter. Aimer partager, c'est partager l'amour en écoutant.

Je t'écoute partager cet amour et ensemble, nous écoutons, nous partageons, nous aimons. Et ce sont ces vibrations que nous émettons qui seront faites de guérison à l'unisson. Nous serons unis dans les sons à l'unisson. Unissons nous et nous serons guéris car il n'y a pas de guerre dans le son, il n'y a que la vie et il n'y a guère de son dans la guerre car il n'y a pas de vie.

Alors parles moi de toi pour que du son jaillisse la guérison, pour que de la vie jaillisse nos vibrations.

PARMI LES SOURCES

Aujourd'hui, je voudrais te parler de la source, de la source des sources, de la source de toutes les sources réunies. C'est quelque chose dont tu as conscience mais qui te semble tellement immense que tu ne vois aucune ressemblance avec ton existence. Juste un instant dans ta vie aujourd'hui, tu vas te poser et m'écouter. Comme une petite voix qui te dit "Attends, Entends, juste à côté !".

Ce côté ci n'est pas ce côté la ! Ce côté ci, c'est toi qui le vit! Ce côté la, c'est à côté de toi. Ce côté ci est là aujoud'hui dans ta vie. Ce côté la est la réunion de tous les SI, de toutes tes envies. Le côté la rejoint le côté si quand tu prends conscience que tous les côtés forment ton existence et proviennent d'un monde immense. Un seul et même monde qui nous inonde, un seul et même monde qui nous entraîne en eau parfois profonde pour que l'on comprenne enfin que nous sommes des ondes. Juste des ondes, des vibrations, des électrons, des magnétrons, des spectres de l'univers qui se rassemblent pour former ce côté ci, ce côté la et puis la vie enfin, là et ici.

Et la vie sous toute ses formes se forme à partir de ces côtés réunis, à partir de ces ondes magnétiques, à partir de ces vibrations électriques. Ces sources particulières d'antimatières qui finissent par former la matière se dressent contre la science pour t'apporter une conscience et te plonger dans le silence, et te faire oublier pourquoi cette existence...

Aujourd'hui la source nous parle à tous. Plus ou moins fort, plus ou moins vite, plus ou moins impatiente que l'on comprenne ce qu'elle veuille que l'on devienne. Elle fait changer nos corps et nos esprits. Elle fait s'éveiller quelque chose en nous qui s'appelle la vie. Elle nous fait nous regarder dans cette vie, ici, pour qu'enfin chacun choisisse ce côté ci, pour qu'enfin chacun accepte ce côté la, pour qu'enfin nous soyons réunis à la source même de la vie. Car cette vie qui nous choisis, nous l'avons nous même choisis en choisissant la vie.

Ces ondes qui nous composent, ces vibrations qui parfois nous indisposent, sont là pour nous guider, nous indiquer la route à suivre, commme le petit poucet, pour revenir à la source de ce qui nous as donné tous ces côtés, pour nous former, nous informer et nous créer.

Source des sources, source de toutes les sources réunies, rien n'est plus fort, plus dur, plus immensément existentiel que ce qui existe déjà dans le ciel depuis la nuit des temps. Ce monde s'ouvre à nous quand nous, nous nous ouvrons à lui. Si là est le monde, alors le monde est là, ici, en toi, en moi, en nous aussi...

ETRE OU AVOIR

Le monde me dit "ça y est ! Tu l'as !". Mais moi, j'ai quoi ?

J'ai l'amour et la beauté, la richesse et la sérénité, la tendresse et la respectabilité. J'ai l'honneur d'être aimée, d'être adorée, d'être adulée, d'être immaculée. J'ai le sentiment de sentir, de frémir, de gémir. J'aime... Je m'aime.. J'aime m'aimer... Je m'aime aimer... Juste aimer...

Le monde me dit "ça y est ! Tu l'es !". Mais je suis quoi, moi ?

Je suis un coeur, un corps et un messager de bonheur. Je suis une fleur de douceur et une force intérieure. Je suis l'amour et je le suis toujours , car il me mène sans détour toujours à l'amour. Je suis mes sentiments et mon humeur du moment car je suis l'amour, juste l'amour...

Si le monde me dit que j'ai et que je suis, alors pourquoi je poursuis toujours ma vie ?

Parce que mon être à besoin d'avoir ? Parce que avoir c'est être ?

Mais avoir quoi ? Etre qui ?

Etre moi pour t'avoir Toi ? Ou être toi pour m'avoir moi ?

Et le monde me dit "ça y est ! Tu as compris !

OK, je reste ici dans ma vie et je n'aurais de répit que quand tu m'auras enfin dit qui je suis pour avoir ce que j'ai aujourd'hui. Je cherche à être sans avoir et à avoir sans être. Avoir l'amour sans le retenir et être l'amour sans le devenir.

Etre aimée sans avoir à aimer et aimer sans vraiment être aimée.

Pas de choix, aucune loi, entre être ou avoir.

Juste aimer l'amour pour l'amour d'aimer...

JUSTE NATURE POUR UN EGOISME PUR

Entourer de la nature, de ma véritable nature, je respire.
Parce que je me reconnais, je me reconnecte et je renais.

Entourer de la nature, celle qui m'as donné vie, je revis.
Parce que je la reconnais, elle me donne la vie et me reconnait.

Cerner par les turpitudes de ma vie, je m'enfuis.
Parce que ma vraie nature, c'est juste écouter la vie.
Celle qui est là, ici, juste ici, sans éclat, mais pleine de vie.

Entourer de la nature, je découvre enfin le point de rupture.
Parce que je me reconnais, je partage cette belle aventure.

Je me fous de tous, je me fous de vous.
Je veux juste garder le nous.
Je ne retiens rien, ni plus aucun lien.
Si cela doit m'arrêter en chemin.

Vous pouvez penser tout ce que vous voulez.
Vous pouvez hurler autant que vous le désirez.
Rien ne m'arrêtera de ne pensez qu'à moi.
Rien ne me fera dévier de ma foi.

Je me fous de tous sauf peut être de vous.
Je veux juste en voir le bout.
Je ne retiens rien, ne m'enchaîne à rien.
Si cela doit briser mon destin.

Je me fous de rien, je suis folle de vous.
Je veux juste rassembler le nous.
Vous pouvez m'aimer autant que vous le voulez.
Rien ne m'empêchera de ne penser qu'à moi.

UNE BATAILLE D'EGO

C'est seule que je mène ce combat. Ce combat contre moi qui me mène à toi, juste la mon seul combat. Rien ne t'atteint qui ne m'atteigne moi car ce combat reste le mien et il est aussi le tien. Mais tu es beaucoup plus malin, tu me laisse la main pour que je fasse moi même le choix de nos destins. Tu me suis sans soucis, ou sans me le dire. Tu comprends, tu attends et tu m'entends.

Rien ne pouvait laisser prévoir que dans ce grand déversoir, j'y mette mon grimoire, mes histoires et mon faire valoir. Pourtant, sans vraiment savoir, j'ai entamé encore une autre histoire. Une belle et longue histoire qui m'amène aujourd'hui à vous conter mes vies.

J'en ai eue beaucoup et des bien remplies ! De celles qui laissent une trace dans le grand livre de la vie. J'en ais eue beaucoup, elles ont forgé mon âme, pour qu'aujourd'hui, je puisse éclairer mes nuits. Je me sens emplie, je me sens unique. Je me sens parfaite et à ma place ici.

Plus rien ne retient mon esprit de profiter de cette vie. J'ai tellement cherché la clé que j'en ai trouvé plein pour m'amuser. Elles m'ont été donné de bon ou de mauvais gré. Parfois j'ai du chercher et j'ai aussi beaucoup pleuré. Mon porte clés forme un trousseau, une trousse remplie d'eau, d'eau de vie, d'eau qui porte la vie.

Chaque porte à été ouverte puis tendrement refermé avec chacune de ces clés retrouvées. Chaque porte m'a fait découvrir un trésor, un amour, une vie, un passé reconstruit. Puis m'a permit d'oublier, de transmuter, et de guérir mes vies passées en vidant ma mémoire de tous les désespoirs par le déversoir qui mène à l'espoir.

Rien n'est plus important que ma vie de maintenant car elle me donne le sentiment qu'est venu le moment d'un grand tournant. Je suis à l'orée d'une clairière, aux portes d'une autre atmosphère, au sommet d'un volcan ensommeillé qui attend le bon moment pour se réveiller. La vie sait mettre les choses en ordre pour que le hasard fasse bien les choses. Notre âme a apprit au fil de ses vies comment nous guider avec facilité. Il faut juste apprendre à l'écouter et à la suivre sans avoir peur de changer.

Rien n'est plus sain que ma vie d'aujourd'hui, maintenant que j'ai compris. J'ai assaini mon coeur, surpris mes douleur, réveillé mes peurs pour ne plus en avoir peur. J'écoute tous ces bruits, chaque jour et chaque nuit. J'écoute chaque son qui m'amène en ultra son les réponses à mes questions. J'écoute mes envies sans retenir les soucis. Ils font partis d'un plan dûment construit pour m'empêcher de trouver la vie. Mais c'est fini, car j'ai compris.

Tu ne mettras plus de barrière dans mon univers. Je n'écouterai plus tes manières pour m'empêcher de gagner cette guerre. J'ai combattu naguère dans de plus grandes guerres mais celle ci est mon histoire et ne date pas d'hier...

Plus rien ni personne ne me mènera au combat. Car pour combattre, il faut se battre déjà contre soi. Et je n'ai plus besoin de me battre puisque j'ai trouvé ma place, j'ai trouvé la clé, et j'ai tous changé...

LE TRAVAIL ET LA SANTE

Je dois apprendre pour comprendre.
Je dois comprendre pour apprendre.
Je dois travailler pour vivre.
Mais dois je vivre pour travailler ?
Le devoir devient "je dois" alors que moi, j'entends "le voir à deux".
Quand j'apprends, je vois autour de moi.
Quand je comprends, je vois en moi.
Quand je travaille, je vois autour de moi.
Quand je vis, je vois en moi.

Donc, quand je comprends que je vis, je vois en moi et quand j'apprends à travailler, je vois autour de moi. Je vois la vie en version originale...

Le travail a été construit pour me faire apprendre et comprendre. Il ne prend qu'un L tant qu'il reste ce qu'il est : un moyen de voir la vie. Mais il me prive de mes ailes en prenant les deux quand je le conjugue et que j'en fais ma vie...

Ma vie à moi me demande juste un équilibre entre le vie du travail et la mienne : C'est le voir à deux, le devoir...

Un équilibre, un échange égal, une reconnaissance de l'existence de chacun, une reconnaissance des connaissances et une acceptation d'une situation, d'un équilibre parfait, d'une naissance de mon essence. Accepter cet équilibre, c'est accepter de faire un travail pour vivre mais pas de vivre pour travailler...

L'existence de chacun passe par le devoir de vivre ensemble, de voir ensemble, de faire ce travail d'équilibre dans un échange égal pour arriver à l'équilibre parfait du devoir accompli, de voir la vie s'accomplir comme il se doit, de ne rien devoir tout en faisant son devoir.

La société a établi un code du travail qui s'adapte au code actuel de la vie, d'un vivre ensemble. Ce code évolue depuis la nuit des temps et évolura encore avec l'évolution des civilisations. Chacun le vit à sa façon, sans d'autre option que d'y trouver la place qui lui correspond. Mon parcours n'a rien d'atypique. Nous sommes maintenant des milliers et même des centaines de milliers à chercher cet équilibre, à chercher ce que la science ne peut expliquer dans cette civilisation soit disant évoluée. Mais chercher à expliquer revient à inhiber toute créativité. Parce que la créativité de l'imagination apporte parfois des solutions au delà de toute compréhension. Et encore une fois, c'est la vie elle même qui choisira selon nos propres choix. L'équilibre à chercher est constamment en mouvement entre le devoir et le travail. Vivre pour et par nous même dans une civilisation sociétale qui, de part son unité, nous permet une cohésion, apporte un lien nécessaire pour accepter ce devoir et faire ce que nous pensons devoir faire.

Donc, je m'en remets entièrement à ma vie et à ce qu'elle me propose jour après jour, en prenant en compte simplement la version originale. Je ne cherche pas forcement à comprendre, à attendre un résultat précis. Mon travail est le même que tout le monde ici : juste accepter sa vie comme elle se présente en faisant mes propres choix pour moi, sans mettre en danger mon intégrité physique et morale.

Comprendre que j'apprend à travailler pour vivre.
Vivre pour comprendre que je travaille pour apprendre.
Travailler pour comprendre que je vis.
Apprendre à vivre pour comprendre que je travaille.

Je vis pour apprendre à comprendre mon travail, ma vie, mon devoir. Et sans vraiment comprendre que j'apprends, sans vraiment travailler, ma vie m'apporte le devoir, le voir à deux pour vivre mieux. Vivre avec la vie et pour la vie, avec un équilibre et pour l''équilibre, avec la société et pour la société...

JE CROIS EN MOI

Comment croire en la science ? En la conscience ? Et en même temps en l'inconscience ?

La science a fait évoluer les consciences et inconsciennent, on se rapproche de la science pour avoir conscience de notre existence. La science est réelle et l'inconscience est irréelle mais relié par la conscience de cet état de fait.

Donc, si je suis consciente de tous ça, j'admet la science et l'inconscience. J'admet qu'il puisse exister le réel et l'irréel, le visible et l'invisible, la matière et l'anti matière. Je peux même admettre que la matière est faite d'anti matière, que je suis consciente de mon inconscience, et que la science prouve l'existence de l'inconscience.

Il n'y a donc plus aucune limite, plus aucune barrière entre ma conscience et mon inconscience. Le réel et l'irréel forme un tout, ce que je suis. Ce qui veut dire aussi que je prends conscience que mon inconscience est une partie de ma vie qui est bien réelle aujourd'hui. Mon inconscience m'apporte mon intuition et ma conscience m'apporte des évidences. L'intuition est parfois illogique alors que l'évidence repose sur la réalité, sur la matière. La science cherche à prouver, à expliquer ce lien entre le réel et l'irréel sans passer par l'intuition. Tout doit s'expliquer dans le physique. Tout doit être figé avec évidence dans la matière. Il faut se détacher suffisamment de la science tout en gardant la conscience de la réalité pour voir au delà, ce quelque chose d'invisible, d'irréel, d'impalpable et d'indéfinissable scientifiquement. Et alors, je m'aperçois que la force fait aussi partie du visible que de l'invisible, de la matière que de l'anti matière.

Si je peux faire, si je peux penser, c'est que je vis autant dans le réel que dans l'irréel, dans le visible, que dans l'invisible. Je prends conscience que mon inconscience qui vit dans l'invisible bien réel, peut agir sur la matière de l'irréel et du réel. Je prends conscience que, inconsciemment, mes pensées prennent consciences et amènent de la matière à la science. La force de mes pensées influe donc sur mon existence sans même que j'en prenne conscience.

Croire en la science, en la conscience et en l'inconscience demande donc de se détacher de ces trois entités pour ne croire qu'en l'existence de la matière et de l'anti matière. J'appelle cela simplement croire en la vie, croire en soi.

RETROUVE TON POUVOIR DE LIBERTE

Entend ta voix intérieure qui te parle de ton bien être pour ton bien être. Concentre toi sur cette toute petite voix qui fait partie de toi mais que tu as oublié de peur de la déranger...

Rentrer dans un moule cloisonné, référencé, étiqueté est plus facile aujourd'hui que de s'envoler vers un espace identitaire individuel. Pourtant de nombreux signaux de l'univers parviennent jusqu'à toi pour te prouver le contraire.

Ta vie, ton pouvoir de liberté, ton besoin de créativité peut exploser à tout moment si tu dessère ce carcan, si tu laisse passer le temps sans chercher à le retenir, à le formater, à le gêrer. Un simple voyage en toi peut changer entièrement ta destinée.

Je t'emmène sur les quais d'un avenir imparfait ou rien ne te sera imposé car c'est toi même qui choisira ta voie. Et les chemins qui te seront proposés n'auront aucune barrière, aucune limite, si ton coeur est prêt à les accepter. Cette confiance illimitée te viendra de l'intérieur et augmentera au fur et à mesure de ton épanouissement.

Imagine ce quai et les gens pressés autour de toi. Des valises, des sacs, plein d'objets. Mais toi, tu ne possède rien, tu n'as besoin de rien. Tu t'allège de tout poids inutile, car dans ce voyage, c'est complètement futile. Nous sommes sur un quai improbable, au milieu de nul part, sans destination. Le billet n'en est pas renseigné. C'est un ange qui te l'as donné et qui t'as montré la direction du quai. Tu n'avais pas encore tout à fait réalisé que tu étais dans une autre dimension, mais maintenant, ton coeur bat la chamade car tu comprends enfin la situation. Tu vas devoir prendre des décisions pour toi même, sans contre façon.

Les gens autour de toi ne te voient même pas. Toi seule est connectée à cette réalité, à cet univers. Les autres sont encore cloisonnés, référencés, étiquetés... C'est leur choix... Mais toi, tu crois, tu vois autre chose. Tu sens, tu pressens autre chose autour de toi. Tu flotte sur ce quai en attendant le depart. Et quand enfin, le train entre en gare, que les portes s'ouvrent, toi, immobile, dans un halo de lumière vive, tu ne bouge pas...

Tétanisée, immobilisée et protégée par une bulle. La vague humaine autour de toi se déplace dans une forte turbulence. Un tsunami lourd et dévastateur qui alourdi le train et qui laisse sur les quais les empreintes des voyageurs pressés, désoeuvrés et comme hypnotisés. Ton coeur bat la chamade mais aucune peur. Ton corps semble transparent mais aucune tension. Ton esprit est serein et clair. Tu sais. Tu vois. Tu entends tous cela. Mais rien ne t'atteint. Tu reste droite et fière. Tu reste dans ton univers. Les autres, tu n'en as rien à faire ! Ils sont une stratosphère, à se battrent contre eux même sans savoir, sans te voir. Un jour, peut être, viendra pour eux le moment ou ce même ange leur donnera ce même billet que tu as reçu aujourd'hui...

Ce train, tu ne le prendra pas... Tu n'en as pas besoin puisque tu es chez toi. Partir ne sers à rien si tu emmène avec toi tes assassins...

Tu reste seule sur ce quai, dans cette bulle enchantée. En partant, le train a emmené les derniers fragments de ton propre moule cloisonné, référencé, étiqueté. Et ta bulle de protection peut enfin s'ouvrir pour laisser les signaux de l'univers parvenir jusqu'à ton coeur. Le puzzle se forme sous tes yeux et tu comprends enfin mieux. Tu comprends l'importance du moment présent, tu retrouve ton pouvoir de liberté, cette confiance illimité dans un avenir encore à venir qui laisse place à ta créativité, à ton identité, à tes projets.

Alors que rien ne le présageait, le billet de train se détache de tes mains et se transforme en un chemin qui sillonne une prairie ensoleillée parsemée de joyaux pailletés. L'horizon n'est pas loin et pourtant tu ne crains rien. Cette protection est juste une certitude, une évidence, une intuition profonde de quelque chose de juste dans ton existence.

Tu as trouvé ton pouvoir de liberté sans même voyager, sans même te détacher de ce présent, de ce maintenant. Ton pouvoir de créativité peut s'exprimer dans la réalité s'il n'est pas entravé par tes peurs, tes regrets ou ton insensibilité.

C'est en retrouvant ce pouvoir sur le quai de cette gare que tu vas gagner ta liberté et cette confiance illimité...

TU REALISE TON REVE

Tu rêve. Tu rêve d'un monde oû l'on pourrait se retrouver, toi et moi et le monde entier. Tu rêve d'un espace temps ou plus rien n'aurait d'importance, ou juste le fait d'être aurait sa raison d'être. Tu rêve que tu es le vent, la pluie et le soleil, que tu es la fleur, l'arbre et même la terre. Tu rêve que tu es, juste que tu es. Pourquoi penser ? Pourquoi parler ? Pourquoi exister ? Si cela doit t'amener à t'en tourmenter.

Tu n'arrive pas à suivre un tracé droit et clair. Tu as juste besoin d'air et de changer d'atmosphère. Tu n'arrive pas à te concentrer, tu saute d'idées à idées. Tu es parfaitement équilibrée mais constamment désordonnée. Personne ne peut rien pour toi si tu n'accepte pas ça ! Tu n'y peut rien, tu es comme ça... Tant pis, tant pis pour toi... Et pourquoi pas ?

Tu as cette chance, enfin, d'écouter, de connaître ton chemin, de savoir que rien ne pourra t'empêcher d'être libre enfin. Tu veux juste penser, parler pour exister sans te tourmenter. Tu veux aller oû tu veux, avec qui tu veux, et quand tu le veux. Tu veux et tu le peux... Tu ne veux plus rêver mais réaliser. Tu ne veux plus exister pour faire partager la réalité de ce rêve mais réaliser ton rêve pour partager ton existence avec moi et le monde entier. Tu veux aimer être ce que tu es, sans avoir à t'écouter, ni à chercher. Comme une évidence, comme une danse naturelle des éléments essentiels. Juste un chemin juste, à suivre, balisé, déjà tracé mais invisible au monde entier car chacun à ses propres repères, ses balises a trouver.

Apprends à t'orienter sans boussole, juste une intuition canalisée au plus profond. Une atmosphère qui te correspond, qui correspond à tes intuitions. Tu n'as pas besoin d'acceptation, encore moins de bénédiction. Je te suis de loin et te tiendrais juste un peu la main, si tu en as besoin. Mais ne crois pas que moi, je puisse faire pour toi ce que je n'ai pas fais pour moi, ni que je puisse réaliser tes rêves qui ne sont pas les miens.

FAIS L'AMOUR A LA NATURE

En apesanteur, en équilibre parfait, tu te fond, tu te confond avec les éléments. Tu rentre en conversation avec les ultra sons de tes émotions. Et comme tes propres vibrations émettent des ultra sons, tu attire en toi une multitude de réaction.

Tu te connecte à la nature par les éléments naturels essentiels. Tu perçois des vibrations claires, nettes et régulières qui font vibrer tes cellules par un simple frisson. C'est leur pureté qui te fait vibrer car ton corps avait oublié et refoulé ce sentiment. Il est soudain décuplé pour faire exploser et réveiller ton coeur en beauté. C'est un coït parfait, d'une pureté inégalée qui te fait partager une énergie de nouveauté, qui t'emporte aux confins de toi même pour te faire découvrir l'unité, le tout, le un le plus complet.

Tu n'as plus besoin de rien car tu as fait l'amour à la nature. Tu as conjugué le verbe aimer à tous les temps et dans toutes les dimensions. Tu as rendu à chaque être vivant, chaque objet, chaque espace temps, sa place, son rôle, sa situation. Tu as réglé tes comptes avec toi même, simplement en disant "j'aime". Tu as pardonné et tu as remercié. Et sans aucune désolation, tu as fait l'amour à la nature pour retrouver ta vraie nature.

Tu es entrée en communication avec ton moi le plus profond, avec tes anges et tes démons. Qu'importe les questions !

Tu as fait l'amour à la nature pour retrouver ce qu'il y a de plus pur : le un, le tous, le rien, le juste. Juste le rien du tous qui fait le un.

JE SUIS HYPERSENSIBLE

Du plus loin que je me souvienne, j'ai une relation particulière avec la nature. Toute petite, j'avais peur de marcher sur l'herbe (comme je refusais de m'ancrer à la terre!), j'avais peur des vagues à la mer, peur de l'orage et des araignées. J'avais une attirance particulière pour les fleurs et les plantes d'ou mes études dans l'horticulture plus tard. Très jeune je me suis passionnée pour la lecture et passais une grande partie de mon adolescence le nez collé aux bouquins. L'écriture arriva à la fin de l'adolescence et les premiers émois, et repartie avec la vie active. Elle est revenue au moment ou je m'y attendais le moins...

J'ai appris à regarder la nature et surtout les messages qu'elle est capable de nous envoyer via les mots et les maux qui nous entourent. Mon ouverture d'esprit a commencé avec une piqûre d'abeille juste au sommet de ma tête. Mon chakra couronne s'ouvrait. Elle a continué avec des nuées de papillons autour de moi comme pour me soulever et m'entraîner. Et partout, je voyais des coeurs : des pommes de terre en forme de coeur au potager, des formes de coeurs dans toutes sortes de choses autour de moi. Un jour, en sortant dehors, juste devant moi, un enorme nuage en forme de coeur, en trois dimension. J'étais scotchée...Ebahie... Tétanisée pas cette beauté. Depuis ce jour, je prends souvent le temps de regarder autour de moi ce qui s'y passe. La nature parle à ceux qui l'écoutent...

Lors d'une ballade avec mes chiennes, un contact particulier avec le monde des oiseaux : mes chiennes se promènent comme à leur habitude, sans laisse. Elles savent qu'elles n'ont pas le droit de quitter le chemin en courent d'un côté à l'autre, venant et repartant selon les odeurs qu'elles sentent. La plus jeune s'interesse de près à un arbuste oû des petits oiseaux piaillent à qui mieux mieux. On est au printemps. Sûrement des jeunes qui batifolent. Elle insiste et commence à s'agacer dans les fourrés. Je l'arrête sèchement et elle "lâche l'affaire" à regret, un peu dépitée. En dépassant les fourrés, j'entend un grans "merciiii"! Et moi dans la foulée, je répond "de rien!" . Je me mets à sourire de ma réaction et me moque gentiment de moi. Mais rien à faire, j'ai bien entendu ce merci... J'étais branchée (comme on dit) à la nature et le contact s'est fait tout seul, si naturellement qu'il n'y avait plus de barrière entre nos deux mondes. C'est comme de répondre à nos animaux de compagnie et parfois de s'apercevoir qu'on arrive à tenir une conversation avec eux...

Un des oiseaux qui me sert de guide aussi est la buse. Durant mes ballades, il n'est pas rare que je la vois juste au moment ou j'ai besoin d'un confirmation de quelques situations. Je me suis aperçue que par sa présence, elle me confirm que la situation présente dans laquelle je suis est OK, que je suis sur le bon chemin. Il y a un couple tout près de notre maison et les voir tournoyer dans le ciel, en suivant les courants d'air est un pur bonheur. Les voir élever leur petit et lui enseigner l'art de la vie est juste une bénédiction.

Quand je ramasse un oeuf dans le poulaillier, je remercie toujours mesdames les poules et les pigeons ont droit à un mot chaque jour également.

Comment expliquer ce genre de chose à certaines personnes?

Comment expliquer ce besoin de sentir physiquement ce qui m'entoure?

J'ai bien compris que ce n'étais pas forçément nécessaire. J'ai bien compris que ma vie actuelle dépendait de mon ressenti, de mon bien être, et de mon équilibre personnel. Trouver ce juste milieu que je cherche depuis un demi siècle... Aujourd'hui, j'ai quelque chose de précis. Je possède quelque chose de précieux. La confirmation d'un demi siècle de recherche personnelle, d'une intuition qui parfois était si présente, qu'elle m'envoyait aux confins de mes émotions et le laissait chancelante dans la dépression.

En fin de compte, j'ai la chance de vibrer, de sentir, d'aimer ou de hair et surtout de pouvoir choisir. Et je ne suis pas seule dans cette bulle. Je sens que les énergies changent en moi et autour de moi. Je sens la pression baisser. Je sens une ouverture continuelle dans cet espace temps actuel. Un poids qui s'allège en moi, une dimension qui prend de l'expension. Une famille qui s'agrandie au fur et à mesure de ma vie...

L'importance de chaque membre de cette famille est conjointement liée à l'importance que je donne à ma propre vie. Ce sont ces liens qui nous unis tous et c'est pour cela depuis un peu, chaque visage que je croise ma rappelle quelqu'un que je connais. Ce lien indéfectible qui nous unis, qui m'unis à vous, qui m'unis à moi même, me ressemble donc un peu. Je me voie dans chacun de vous, de nous , d'eux.

Mes capacités de magnétisme exacerbent mes ressentis physique chaque jour un peu plus et ce besoin de comprendre pourquoi s'efface au fur et à mesure que le temps passe. Je me fiche bien de savoir, je me fiche bien de comprendre, puisque mon intuition sait depuis longtemps sans que ma raison ne sache comment.

Ma propre nature est le coeur de la nature. C'est juste une découverte. Une redécouverte de l'amérique par Christophe Colomb. C'est juste une île déserte que je visite avec mon ami vendredi. C'est juste une nouvelle planète oû mon satellite à atteri.

RIEN NE TE RETIENS

Ne quitte pas ce chemin. Il est le tien. Rien ne te retiens. Rien ne doit te retenir dans ce monde en devenir. Si tes certitudes suivent tes intuitions, si tes intentions se parent d'émotions, alors vas... Et ne t'arrête pas. Suis la voie, ta voix à toi. Celle qui s'ouvre devant toi...

Ecoute... En toi... Au fond d'un toi que tu reconnais parfois.

Ecoute... En toi... Juste une voix pour toi.

Et tu vas prendre ton envol pour la première fois. Seule dans ce ciel que tu ne connais pas. Qu'importe... Tu sais que tu dois le faire pour toi... Ouvre tes ailes et utilise le courant d'air que tu ressens maintenant. Une énergie de vie qui te pousse du dedans. Tu repose chaque plume sur des vibrations, sur des sensations, sur des émotions pour te laisser porter par la situation.

Plane, laisse toi planer, laisse toi aller. Laisse toi diriger par ce courant qui t'emporte. Aucune destination, aucune raison, rien qui ne permette de connaitre l'orientation.

Et si le courant faibli, si tu sens une accalmie, un changement d'énergie, alors à toi de choisir si tu dois atterrir ou retrouver un élan pour repartir. A toi de voir ce qui te convient, ce qui te maintient en vie.

Juste... Ecoute en toi... Oublie moi et cherche ce qui vibre en toi. Oublie ce que tu entend, même ce que tu sens à cet instant. Juste ce que tu ne peux expliquer. Juste cet élément inconnu qui te fait vibrer. Tout est à sa place et en même temps rien n'a vraiment de place. Tout se confond et en même temps, chaque chose est séparée du reste. Un ensemble d'éléments indissociables qui forme un tout unique et inaltérable.

Tu forme ce tout comme le reste du tout. Tu es ce tout quand tu prends la mesure de ce que tu es vraiment. Tu fais partie de ce tout quand tu suis ce chemin qui te mène au bout du tout. Sans rien d'autre que toi et ce tout en toi. Tu as le monde en toi, à toi, rien qu'à toi. Il t'appartient. Il est tien car rien ne te retiens.

LES OREILLES DE TES EMOTIONS

Ecoute, écoute la musique qui t'envahie. Ressens cette musique dans le pavillon de tes oreilles. Ce sont les vibrations qui atteignent ton oreille interne et qui font vibrer tes cellules. Ces vibrations se propagent et t'encouragent à ouvrir les prochaines cellules qu'elles vont rencontrer sur leur passage. Et mécaniquement, cette musique peut t'envahir sans te faire de mal.

Ecoute les sons arriver dans le pavillon, en ultra sons et faire vibrer les cordes de tes émotions. Jusqu'à ton coeur qui bat en rythme pour mieux conduire les vibrations et faire réagir tes intuitions.

Regarde les maintenant. Tes intuitions, tes émotions, regarde à quoi elles ressemblent et plonge dans cet ensemble pour revêtir ton habit de lumière. Plonge dans cet océan d'écume pour retrouver la bonne atmosphère. Avec les étoiles de mer, les huîtres perlières, et les galets arrondis par les marées cotières.

Suis le mouvement de l'horloge biologique de cette nature unique. Ecoute les palpitations du silence entre deux notes de musique. Ecoute ta musique interne. C'est elle qui rentre en vibration avec celle que t'offre chaque moment de la vie. C'est elle qui réagit pour te guider, te parler, et te montrer la route à suivre. C'est elle qui fait réagir ton corps mécaniquement pour que tu puisse prendre tes décisions intuitivement. Cette douce musique qui parfois fait déborder tes émotions, qui parfois t'empêche de contrôler tes réactions, t'amène aux portes de toi même, à la porte de ton âme. Et sans même que tu comprenne, tu t'évade, tu t'échappe et tu gagne. Tu gagne une bataille contre toi même, tu gagne ton élévation vibratoire par une simple reconnexion à tes vibrations. Ton corps entier réagit et s'adapte sans magie. C'est une réaction physiologique grâce à cette connexion, à cette musique. C'est un effet papillon, une chaîne en vibration perpétuelle, des ronds dans l'eau à l'unisson, une réaction intemporelle.

JUIN 2018

OUVERTURE

Tu as cette très nette impression d'être coupée en deux. Dans deux mondes différents et pourtant bien présents. Il existe des barrières que tu sentais naguère mais elles ont disparues quand tu t'es reconnue. Pour toi, il n'y en as plus et pourtant, tu les sens.

Elles ne sont pas là pour toi mais te dérange parfois car elles te montrent tes limites à toi. Elles te poussent à surpasser ta foi, à comprendre encore plus fort qu'il n'y a que toi. Que toi dans ce monde la. Que toi avec ta propre foi.

Cette coupure, cette séparation, cette différence que tu ressens, ce sentiment de solitude et d'abandon est justement une ouverture vers une reconnaissance de tes dons. Tu retrouve juste cette partie de toi que tu ne voulais pas. Tu accepte cette dualité en toi car c'est elle qui est ta petite voix. Elle est là, dans ce monde que tu découvre. Derrière cette barrière tremblottante, derrière un écran de fumée, derrière ton esprit embrumé, tu relève le voile de la mariée pour transformer ta liberté.

Tu te sens vide et en même temps épuisée par cette force qui te pousse à vivre, à avancer. Tu te sens lourde et en même temps si légère par cette énergie qui te remplie et te régénère. C'est fort et simple à la fois, mais pour toi, c'est compliqué parfois...

La pression de ces deux mondes n'est pas la même et tu sens les vibrations en contractions et en émotions. Tu ressens physiquement, intuitivement les transformations majeures de cette génération. Chaque particules est en transformation dans ton corps. Tu sens les efforts qui se font à chaque instant. Tu sens, tu ressens, tu comprends juste en ressentant.

Juste cette matière qu'on appelle corps dans l'anti matière qu'on appelle esprit. Juste ces deux mondes ouverts, qui exaspère ton atmosphère.
Réaction chimique qui forme une alchimie qu'on appelle vie.
Réaction chimique d'oû nait la vie pour créer la matière et l'univers.

Cette sensation de séparation n'est pas une preuve de ton intuition. Juste une preuve de ton existence, de ta naissance et de ta reconnaissance. Une respiration vivante, une affirmation de ta connaissance de ton existence.

FAIS

Fais ce que tu dois. Pas ce qu'il faut. Ce que tu dois pour toi. Ce qu'il te faut. Ce que tu sens dans ton sang. Ce que tu entends dans ton dedans. Ce qui résonne dans ton corps. Ce qui t'apporte la certitude d'une utilité, d'une évidence. Pas de faux semblants. Pas de pourquoi, pas de comment. Juste une évidence. Quelque chose d'inné, sans ignorance.

Car tu sais. Et tu le fais... Car tu dois. Tu dois faire ça... C'est comme ça. Tu le sens en toi... Et ça vient enfin....

Regarde... Tout autour et au dedans. Regarde... Aujourd'hui et maintenant. Laisse hier et demain, ils ne sont pas dans tes mains. Ils ne connaissent ni le chemin, ni le destin. Ils ne sont rien...

Fais ce que tu dois. Maintenant, là. N'écoute pas. Ne résiste pas. Juste toi, et toi. Cette particule, ce matricule, cette virgule, recule... Concentre ton énergie pour ta propre vie. Pour tes envies de rester en vie, de connaître la vie, d'être la vie. Pas de survie, pas de repli, pas de dénie. Juste des circonstances. Quelque chose qui guide sans souffrance.

Car tu sais. Et tu le fais... Car tu dois. Tu dois faire ça... C'est comme ça. Tu le sens en toi... Et ça vient enfin...

Regarde... Tu y est arrivé. Tu as gagné ta liberté... Aujourd'hui et maintenant. Tu as laissé hier et demain, ils ne connaissent pas ton chemin, ni ton destin. Pour toi, à cet instant, ils ne sont rien...

Fais ce que tu dois. Ne lâche rien. Viens à toi. Par ton propre chemin. Ce que tu sens, ce que tu pressens, tu entends. Intensément, intimement. Attends encore un peu avant de faire un feu. Attends juste un peu d'être vraiment. Ne sois pas trop pressée, soit juste et assurée. Pas de rancune, pas de rancoeur, juste l'honneur. Quelque chose qui mène au bonheur...

Tu sais, tu fais. Tu dois le faire. Tu sens en toi... C'est ça...

PENSE SEULEMENT

Seule je pense ou je pense seule.
Seulement je pense ou je pense seulement.
Seule je panse ma pensée ou je panse ma seule pensée.

Je panse seulement ma pensée seule et je panse seulement ma pensée.

Seule, c'est dur... Et que je panse ou que je pense, je suis toujours seule. Seulement si je pense que je suis seule, comment je peux penser alors ? Et avec quoi je panse alors ?

Il me faut un pansement pour panser.
Mais il me faut une pensée pour penser.

Donc, il me faut un pansement pour panser et un pensée pour panser ma pensée. Le pansement protège ma pensée et ma pensée panse ma solitude. Alors si je panse avec un pansement, pourquoi je ne peux pas penser avec un pensement ?

Parce que le pansement est plus fort que le pensement ?

Non, parce que le pansement panse le pensement. Et que le pensement pense seulement. Le pansement peut panser et penser. Le pensement peut juste penser seulement.

Et si je panse ma pensée toute seule, alors seulement je pourrais penser sans panser et panser sans penser. Si j'accepte ma pensée sans toujours penser alors, je n'ai plus besoin de pansement pour panser ma pensée et naturellement je pense seulement.

PRENDRE DU RECUL

Te voilà très haut dans le ciel. Dans une atmosphère irréelle, impalpable, oû même l'oxygène devient si léger qu'un simple bruissement agite tes ailes. Plus aucune densité, plus aucune complexité. Juste une simplicité, une neutralité.

Le courant est faible et pourtant la force se sent dans un simple mouvement. Juste au bon moment, au gré du vent. Juste une pulsation, une douce percussion pour un élan, encore un battement pour aller plus haut, toujours plus haut. Pour faire un grand saut, pour frissonner et pour vibrer, pour voir la terre et ce qu'il y a de plus beau.

Dans cette atmosphère, la matière n'est plus matière. L'attractivité terrestre n'est plus physique, elle devient magique et elle rend unique chaque particule atomique. Chaque élément reprend sa place, ou avant, tous se mêlait sans trace. Chaque contour se détermine pour qu'enfin la vie se mime. Chaque force devient action et se décline en vibrations.

Le moment est présent et latent. Il est bref et sans relief. Il est lisse et le temps glisse. Juste un instant, un certain temps. Un temps de pause pour se laisser porter par le courant. Un temps de pause entre deux respirations du vent. Ce n'est pas le vide, ni le néant, car ces moments sont plein au dedans. Plein du principal ingrédient, plein de rien et de tout en même temps.

Juste un tout au bon moment. Juste un moment pour voir le tout. Pour comprendre que chacun de ces éléments sont en nous et apprendre à sentir leur présence, à accepter leur absence et à comprendre leur existence pour se réapproprier leur innocence.

Dans un tournoiement sans fin, dans cette galerie du rien, tu te retrouves aux confins d'un présent sans fin. Et cette légèreté qui t'as fait voler et décoller dans un paradis étoilé, t'as guidé tout naturellement vers une autre réalité. Plus tranquille, plus subtile, Tu ne croyais plus en l'harmonie revenue. Tu ne pensais plus pouvoir retrouver cet espoir oublié. Tu es revenue encore plus éveillée et plus équilibrée. Tu as repris pieds et d'un battement d'ailes, a retrouvé un autre courant dans le ciel pour transformer cette atmosphère irréelle en une matière tout à fait ordinaire. Tu as repris pieds et chaque élément, chaque force t'as propulsé au delà du dedans de ta propre densité.

Expansion de particules énergétiques de ta connexion biblique. Expansion de tout ton être dans toutes les directions et pour toutes les situations.

PLUS COMME AVANT

Rien ne sera jamais plus comme avant. Rien ne pourra exprimer maintenant ce que je ressens en te voyant. Car plus rien ne ressemble à ce que je savais avant, à ce que en toi, tu ressens. Il n'y a plus rien, ni au dedans, ni même au loin. Il n'y a plus que le maintenant, et c'est trop bien...

Aucune lutte, aucun mouvement hirsute, il te faut juste rester au coeur du truc. Sentir en toi ce truc et me laisser enfin prendre les rennes de ce truc. Ce truc à moi que je te donne. Ce truc à moi qui t'appartient, que je mets entre tes mains, qui t'emporte vers ton demain. Il est à toi, tu le sais bien. Tu reconnais enfin ton bien. Ce truc à toi n'est plus le mien. Je l'ai guidé juste un moment, en attendant... Je l'ai guidé pour t'épargner, pour le sauver. Aujoud'hui, il te revient, ce truc hirsute. A toi d'en prendre soin...

Rien ne sera plus comme avant car tu as repris le vent. Tu as traçé ton chemin et les traces se sont effacées au lointain. On ne voit plus rien. Plus question de virer de bord. Tu ne retrouverais plus le port. Il n'existe plus. Plus comme avant d'abord, même pas dans un effort.

Rien ne sera plus car tu es maintenant ce truc hirsute qui plus jamais ne lutte. Tu es ce truc hirsute qui navigue toutes voiles dehors, qui n'a pas peur d'être une coque de noix d'abord. Tu as cette confiance intense, cette lumière aveugle, ce feu interne en transe qui te secoue par intermittence.

Plus comme avant tu danse. Plus comme avant tu vis, tu ris, tu dis aussi les choses de la vie. Je t'ai remis les clés, je t'ai donné ce truc. Ce truc hirsute qui te poursuit pour t'envelopper d'une vie juste et ordonnée.

UN SINGULIER AMOUR

Je m'aime	Tu m'aimes	Il m'aime
Je t'aime	Tu t'aimes	Il t'aime
Je l'aime	Tu l'aimes	Il l'aime
Je nous aime	Tu nous aimes	Il nous aime
Je vous aime	Tu vous aimes	Il vous aime
Je les aime	Tu les aimes	Il les aime
Nous m'aimons	Vous m'aimer	Ils m'aiment
Nous t'aimons	Vous t'aimez	Ils t'aiment
Nous l'aimons	Vous l'aimer	Ils l'aiment
Nous nous aimons	Vous nous aimez	Ils nous aiment
Nous vous aimons	Vous vous aimez	Ils vous aiment
Nous les aimons	Vous les aimez	Ils les aiment

Si "tu" peux aimer, "je" peux aimer "vous".
Si "tu" peux aimer, "il" n'aime que par "vous".
Mais si moi je t'aime, je peux aimer "vous".

Si "il" t'aime, alors "il" aime "vous".
Et toi, tu peux l'aimer même au singulier.
Juste toi sans vous ou juste vous sans toi.

En "t"aimant toi, tu n'as pas besoin du vous.
Car "il" rejoint le "nous" pour créer le tous.
Le singulier dans l'unicité permet de relier un amour simple et régulier sans fragilité.

Avec le "je", tu peux aimer de toutes tes forces.
Avec le "je", tu peux aimer de toutes les formes.
Avec le "je", l'unicité rejoint le singulier pour créer l'unité dans un amour inégalé.

JUSTE POUR ESSAYER

Un matin, dans ma vie, je me suis dit :
Et pourquoi j'essaierai pas d'être heureuse au moins une fois ?
Et pourquoi j'essaierai pas de voir ce que ça fait au moins une fois ?
Juste une fois pour essayer et après on verra.
Et alors, je me suis dit :
Oubli tous ce que tu as appris.
Oubli ce qui s'est passé dans ta vie.
Oubli pourquoi tu es ici et pourquoi tu vis.
Juste une fois pour essayer et après on verra.

Et d'un seul coup, je suis parti, juste une voix dans mon esprit :
Ecoute, écoute moi juste une fois.
Ecoute, écoute moi et ne me cherche pas.
Ecoute, juste ça, c'est pourtant simple pour une fois.
Alors, juste une fois, pour essayer, et après on verra.

Maintenant, je sens le vent autour de moi.
Je sens ce que je ne sentais pas.
Je sens que tous ça n'a pas de sens.
Et pourtant, je vais le faire au moins une fois.
Je vais le faire juste pour moi.
Je vais le faire sans chercher pourquoi.
Sans chercher le sens de tous ça.
Juste pour essayer d'être heureuse au moins une fois.
Juste une fois pour essayer et après on verra.

Et sans plus aucun doute, j'ai vite appris.
Comment re-décorer ma vie.
Comment oublier mon esprit.
Comment essayer au moins une fois.
Et recommencer même plusieurs fois.
Sans me chercher, sans faire un pas.
Et cet essai bien réussi
M'amène à faire de mon esprit
La réalité de toute ma vie.
Juste une fois pour essayer, et après on verra.

LETTRE DE MON AME

Je te parle. A toi qui attends gentiment. A toi, qui patiemment, remets ta vie entre mes mains. A toi, qui simplement, ouvre ton coeur à cet instant.

Je te parle. Pour que tu ais moins froid. Pour que tu puisse entendre quelque chose qui résonne en toi. Pour que tu puisse comprendre ce que l'écho de ma voix ne te dit pas.

Je te parle. Sans un mot, sans un son. Juste une vibration, une émotion, une attention particulière qui me relie à la matière. Quelque chose d'imprononçable, d'inclassable.

Nous sommes en reliance complête. Nous sommes en fusion interne. Nous sommes un duo parfait, qui s'entend, qui s'écoute. Nous sommes le un et nos deux mains. C'est un lendemain qui vient. C'est un avenir serein. C'est la preuve de quelque chose de bien. Juste certain. Juste certainement bien. Tu es mon double humain. Mon véhicule sensoriel qui nous relit au ciel. Un univers fait de chair, un organisme complexe, comme une galaxie avec toutes ses planètes. Un univers dans un autre univers relié par l'universalité de toute forme de vie.

Je te parle. Pour te guider, te protéger, t'aider. Entends ma voix rayonner dans chacune de tes cellules. Entends ma loi t'apporter la conviction en toi. Ma consécration d'une liaison parfaite et complète. Entends moi et ne cherche pas. Ne cherche plus. Tu es là, je suis là aussi. Nous sommes réunis. Juste réunis. Ré-unis dans cette vie. Unis encore une fois. Une fois de plus ensemble. Ça semble encore et ça nous rassemble toujours. Toujours plus loin. Pour vivre, re-vivre et faire avancer le bien. Pour comprendre d'oû je viens, tu dois aller là bas. Je te guide. Suis moi...

Je te parle... Entends moi....

TRANSMETS TON AMOUR

Tu ne perds rien en changeant ta vie. Ecoute juste un instant ce qui se dit ici. Les temps ont changé dans cette réalité. Dans cette immensité qui va te libérer. Plus aucun poids ne te relie au passé . Tu as guéri et cautérisé les plaies les plus enflammées. Ton corps t'a maintes fois parlé et, enfin, tu t'es donnée le droit de l'écouter. Tu vas pouvoir changer sans même te l'expliquer. Laisse se dérouler ce film dans ton esprit calmé. Laisse tes idées effleurées ta réalité. Laisse les parler avec l'univers tout entier. Pour qu'elles appellent tes rêves éveillés. Pour qu'elles se glissent dans une destinée. Pour qu'elles travaillent dans le plus grand secret et t'apportent enfin la clé.

Un pas de géant, un petit oiseau tremblant tombé du nid aujourd'hui, un ovule qui s'accroche à la vie, et qui d'une seule cellule, invente la vie pour trouver l'harmonie ici. Prends le temps de laisser faire le temps et contemple les enchaînements du temps en temps. Comme une abeille solitaire qui se pose sur ta peau. Ressens les vibrations de son déplacement sur ton épiderme. Ressens les palpitations qu'elle déchaîne au dedans... Ne bouge plus... Ne bouge pas et regarde la... Elle entend en toi et te parle par son langage pulsatoire que tes cellules ressentent, que ton corps perçoit, que ton coeur entend. Chacun de ses déplacements font vibrer tes cellules sensorielles comme jamais tu n'as ressenti cette merveille. Tu dialogue avec elle. Sans paroles, sans pensées, sans idées. Juste un espace temps qui était oubliée. Juste un espace temps qui a faillit t'épuiser...

Et la reconnexion se fait. Tu vas pouvoir bouger sans qu'elle ne veuille s'envoler. Tu vas pouvoir vivre sans l'apeurer. Tu vas pouvoir exister sans l'oublier, sans la rejeter, sans l'ignorer.

Tu fais partie du temps. Tu te confonds dans le présent. Tu t'absorbe dans ce petit moment pour oublier et pour passer de l'autre côté. Maintenant que vous êtes connectés, tu vas respirer fortement pour remplir tes poumons d'un air vivifiant. Et en soufflant doucement sur les ailes transparentes de cet insecte insignifiant, tu vas lui transmettre le plus beau des messages, le plus grand des sentiments, la plus douce des vibrations dans un son. Un seul son dans un souffle profond et long. Jusqu'au tréfond, jusqu'au bas fond, jusqu'au plus profond de tes poumons. Pour transformer, régénérer, libérer au plus profond de ton être, chaque cellule de ta matière, chaque énergie de tes corps subtiles.

Cette réalité te permet de te guérir toi même aujourd'hui, sans avoir besoin d'une autre vie. Tu as fait le choix, ici. Ecoute juste un instant ce qui se dit autour de toi aujourd'hui.

LE LIEN AVEC L'UNIVERS

Je ressens cette vibration du tout, juste tout autour de moi. Je ressens cette corrélation qu'il y a entre toi et moi dans la plus infinitésimale de mes cellules.

Je ressens des connections qui se font ou de défont sans même que mes émotions ne remontent en surface et n'envahissent ma situation. Je prends le recul nécessaire pour t'observer, toi, l'univers. Pour comprendre pourquoi naguère, je me laissais submerger par toutes les guerres. Pour comprendre que me protèger n'était plus nécessaire si j'accepte le rôle de l'univers. Pour comprendre cette évidence, cette reliance avec les éléments.

Je joue à jouer et pourtant, j'ai encore peur d'échouer si souvent... La complexité de la corrélation entre toi et moi se joue en dedans, se sent, se ressent. Et tu m'entends, tu me vois, tu m'attends. Rien ne se passe en moi que tu ne sois au courant. Tu me connais mieux que moi et tu es patient. Rien ne se fait sans que j'accepte les aboutissants. Nous sommes constamment en communication, instant après instant. Nous sommes reliés et pourtant, je cherche toujours comment. Tu sais me trouver à temps pour réctifier le présent. Tu sais jouer avec le présent pour m'apporter au bon moment la solution à mes questions, sans même une seule raison.

Il y a cette corrélation entre toi et moi, ce lien, ce rapport réciproque. Deux notions dont l'une ne peut être pensée sans l'autre. Une dépendance nécessaire et vitale avec des variations de valeurs qui nous mène toujours dans le même sens pour que la vie soit.

Je ressens tous ça en moi. Et l'expliquer manque de sens parfois. Cette évidence est indécente car elle confirme et affirme qu'il n'y a plus de loi. Qu'il n'y a que toi, moi, et cette corrélation entre toi et moi qui nous mène, qui me mène vers toi, qui m'entraîne bien malgré moi vers des choses que je ne connais pas mais qui résonne en moi comme une évidence de choix.

Je choisis l'univers de ma vie et ma vie choisie mon univers pour la vie. Je choisis de croire en l'univers et l'univers croit dans ma vie pour atteindre l'objectif que ma vie à choisi.

Il y a donc corrélation entre la croissance de l'univers et la croissance de ma vie, si je crois en la science de l'univers. Si je crois à l'unité de la vie vers un univers que je choisis, l'univers choisira réciproquement le lien nécessaire.

LE JEU DU JE

Si mon âme a mit un chapeau sur le A, c'est pour me protéger moi.
Si mon âme fini par un E, c'est pour me montrer le jeu.

Mon âme joue avec moi et me protège parfois.
Quand je n'entends pas les signes qu'elles m'envoient.
Je ne connais pas les règles du jeu mais je me connais moi.
Alors, je me promène sur les arches du M
Pour comprendre qu'elle même me demande que je m'aime.

Si mon âme joue avec moi, avec ses règles du jeu.
Elle me dit juste aime, c'est la seule règle du je
Qu'il faut que je comprenne.
Juste ce jeu du je qui me mène à elle.
Par les arches du M pour qu'enfin je l'aime.

Et le chapeau du A protège ma foi.
Et je deviens le gardien de mon âme en lui donnant un toit.
Les signent jouent en se jouant de moi.
Dans le jeu, je suis je et mon âme, mon moi.
Et quand mon âme joue avec mon je
Elle construit un jeu à deux relié par le M.
Relié pour que j'aime malgré tout le jeu.
Relié pour que j'aime le je et le jeu.

"JE" FAIS LE POINT

Aujourd'hui, j'ai décider d'écrire sans rimer. Ce qui me vient à la seconde et que le crayon accepte de tracer sur le papier. Comme une seconde peau, j'ai dans la tête des mots qui m'arrivent tout seul. Et cette envie de les écrire, de les relire et de les imprimer dans mes cellules. Comme une drogue qui m'apaise, qui me fait voyager, qui m'appelle avec une petite voix transparente, attirante et hypnotisante. Je n'entends plus qu'elle et rien autour de moi ne bouge, ne m'interpelle. Et plus j'écris de mots, et plus ça coule de flot. Plus l'évidence de la tâche qui m'incombe me pousse à retranscrire ce que j'entends en moi. Je ne sais pas pourquoi, c'est comme ça.

Ma connection a commencé il y a longtemps et c'est arrêtée durant un temps. Maintenant, c'est comme si je rattrapais ce temps, pas perdu, mais suspendu ! Même si je ne veux pas forçément rimer, ça se fait sans forcer. D'un naturel qui me laisse sans voix. J'ai des quatrains parfois. L'harmonie qui s'en dégage quand je relis, ressemble à une musique qui résonne dans mon corps. Chaque mot est une note de la gamme et chaque note se pose sur la trame comme un crayon, ses pleins et ses déliés qui cheminent sur le papier. J'ai une rivière en crue dans les pensées et je dois poser des protections pour les gèrer. J'ai un flot de lave incandescente qui sort du coeur et je dois respirer fort pour arriver à maintenir la bonne allure.

C'est fort, incompréhensible, irrésistible et, à toute heure, je risque un déferlement. A tous moments, je risque une inondation de ma raison. J'ai une oreille qui vibre différemment, une ouverture du conduit auditif à autre chose, un pavillon sensible à des ondes différentes. C'est comme quand on descend de la montagne et que notre oreille interne ressent un changement de pression atmosphèrique. Comme le plongeur qui doit faire des paliers pour ne pas exploser.

OUI ! C'est ça ! C'est bien ça ! Des paliers ! Je suis entrain de faire des paliers pour m'adapter progressivement à ce changement énergétique que l'univers mets en place pour la survie de l'espèce humaine. Je suis sur un plan différent quand mon âme inonde mon crayon de tous ce qu'elle a à me dire. Enfin, je laisse faire... Enfin, je la laisse faire... Même pas de refléxion... C'est trop bon... Juste encore une petite attention sur les quelques fautes d'orthographe et de grammaire. Une habitude bien ancrée de mes années de bon petit soldat bien élevé... Et plus j'écris, plus je réapprends aussi ces petites manies. La perfection ne doit pas empêcher mon âme me parler. Avec ces imperfections, elle me parle aussi de mes émotions. Pardon aux puristes de l'orthographe, de la grammaire, de la ponctuation... Mais est ce toujours nécessaire pour vivre et aimer ? Dois t on toujours être parfait dans ce monde en évolution pour une révolution de l'imperfection...

Nos codes, nos lois sont là pour ça. Pour réguler les imperfections et arriver à l'adoration de la perfection... Je veux aimer, pas adorer. Je veux partager, pas résister. Je veux vivre, juste vivre avec ceux qui m'accepte comme je suis, comme je pense, comme je vis. Je ne veux plus faire senblant, entrer dans le rang... Je veux laisser laisser libre court à mon imagination, à mes idées créatives de chaque seconde. Je veux accepter ce qui m'arrive aujourd'hui comme une réalité, comme une évidence qui me relie à quelque chose d'intouchable, d'impalpable...

C'est un amour qui a toujours été présent en moi et qui enfin peut s'exprimer au dehors, s'aventurer sur un sentier libéré de toutes peurs, craintes, ou inégalités.

Je veux me créer...

MATIERE ET ANTI MATIERE

Tu es matière et anti matière. Tu es physique et quantique à la fois. Voilà ce qui résonne de plus en plus fort en moi. Tu es et tu n'es pas...

Le être ou ne pas être de William Shakespeare devient l'anti matière. L'anti matière faite de matière pour que l'ordinaire fasse l'extra ordinaire. Et si tu es le un et le tout à la fois, c'est que dans la matière, l'anti matière est là. Cette résonnance de l'existence nous prouve notre présence et notre inexistence.

Je suis matière et je sens cette anti matière en moi. Je sens cette présence, l'existence de quelque chose qui forme un équilibre, un tout qui se réuni en moi. Donc, je suis et je ne suis pas. Je n'en fais pas le choix. Je n'en ai pas le droit. Je ne peux séparer cette matière de l'anti matière. Je ne peux séparer le physique du quantique. C'est forcément un tout qui me construit moi. C'est forcément un tout qui me créé moi. Indissociable nous sommes, le toi et le moi forme le tout. Complexe mais complémentaire, le lien se trouve quelque part sur la terre. Une attraction, une impulsion, une émotion, juste une anti matière pour réunir la matière. Pour qu'elle prenne vie dans l'atmosphère.

Tu es là, en moi. Tu circule sans même que je le sente parfois. J'oublie que tu es là. Tu te confonds en moi et seule ta petite voix m'interpelle, résonne pour me guider ou m'orienter. Tu es mon intuition, ma raison d'espèrer, de rêver, d'aimer. Une anti matière extra ordinaire qui me sauve au plus profond de ma tempête émotionnelle. Une anti matière qui équilibre ce moi de matière. Deux mois en somme, bien distincts, bien présents, qui ont besoin de ce lien pour former cet être humain qui n'en ait pas un...

Equilibre fragile entre être ou ne pas être... Reconnaissance de l'anti matière en acceptant la matière. Reconnaissance de l'ordinaire avant l'extra ordinaire, du moi avant du toi et du tout surtout.

Je ne peux quantifier le quantique mais je peux accepter le physique et si je peux voir l'anti matière, je me rassure dans la matière en acceptant simplement mes intuitions, mes sentiments, mes impulsions comme une sensation d'équilibre qui se fait naturellement en moi si j'accepte cette anti matière qui circule en moi. Donc, je suis et je ne suis pas. Je vis, et je ne vis pas. J'existe et je n'existe pas. J'ais le choix de ne pas faire le choix pour mon équilibre à moi.

DE L'AUTRE COTE

Tu es dans l'autre monde. Dans un autre monde, de l'autre côté du miroir. Dans la salle d'attente blanche immaculée qu'on appelle espoir. Et tu entends ton coeur battre, cogner si fort que la douleur est perceptible dans tout ton corps. Comme un écho sans fin que tu n'arrive pas à arrêter. Un rebond perpétuel qui semble éternel.

Ton enveloppe charnelle semble transparente, absente, car seule ces vibrations te parlent de ta présence. Tu sais que cette irréalité est ta propre réalité. Tu viens de comprendre ton immortalité.

Et moi, je te suis de tout là haut. Je ressens tes progrés. De mes yeux perçants, je te vois au dedans. Je devine ce que tu sens et ce que tu ressens. Je suis tes yeux... Regardes... Regardes moi... Imagines moi au dessus de toi... Imagine que je vole, que je plane, que je tourbillonne autour de ton corps. Comme un voile, une pétale, des ailes vibrantes d'amour éternel. Te voilà portée par une force innée, un lien qui se tend, inexorablement, sans limite. Te voilà portée, juste par ce qui se nomme la vie. La folie de la vie, ici. Te voilà guidée par ce qui se nomme la destinée, l'univers tout entier, le cosmos et le ciel étoilé...

Tu te laisse porter. Tu me laisse te porter. Enfin, tu m'entends et tu comprends les signes que j'arrive à t'envoyer parfois en secret. Tu les reçois bien malgré toi et tu as besoin de voir par toi même se passer des choses inexplicables pour comprendre que tu ne peux pas tout expliquer. Que tu dois juste avancer comme ton coeur te le dit, sans essayer de comprendre ni de faire de compromis.

Je ne te laisserai jamais tomber. Tu peux compter sur moi à tes côtés. Rien ne pourra vraiment t'arriver qui ne soit déjà prévu dans l'inconnu. Rien ne pourra arriver sans que, toi même, ne l'ai décidé.

J'écoute, je vois, et je transmets des messages, des signes, et des secrets pour que tu puisse, je te promets, garder le cours de tes pensées et te guider vers cet amour le plus secret.

DOUCE EXISTENCE

Quand tu t'y attendra le moins, quand tu verra la vie enfin ! Comme une simplicitude, une évidence, une douce gratitude d'amour immense, alors, je débarquerais, je t'inonderais, je te révèlerais ma présence.

Voilà ! Encore une preuve de ma vie. Une preuve de mon existence, une preuve de cette cohérence d'une existence. Ce soir, je viens de réaliser une connexion avec mon passé, mon présent et j'ai eue un tout petit aperçu de ce que sera mon avenir... J'ai entre apercu un rayon lumineux, une vibration de particules, une vision du tout dans une amplitude...

En retrouvant une amie d'il y a une trentaine d'années, j'ai reconnecté avec mon passé. Simple symchronicité des éléments qui devient après coup, important. Je retrouve une âme sur un chemin identique au mien. Et les éléments du passé prennent une teinte différente. Comme un grand livre qui s'ouvre et dont la fin change, se transforme, s'arrange. J'ai l'impression de guérir, de comprendre enfin. Comme la belle au bois dormant qui se réveille d'un long sommeil... Encore engourdie, elle découvre un trésor, une révélation qui se transforme en consécration...

Le chef d'orchestre de ma vie, l'univers, le cosmos, a mit devant moi un enchevêtrement de circonstances pour créer une émulation de vibrations et faire avancer une multitudes d'existences en même temps. Un saut quantique holistique a eut lieu ce soir, à l'abri des regards physiques.

Il y en a maintenant des milliers, des centaines de milliers en même temps. Pour qu'enfin nos destinés se trouvent et s'accordent. Pour que le présent soit le plus important. Pour que le temps se cale à l'espace temps présent.

J'adore ces moments ou je sens bien que je n'ai pas de prise sur l'existence, ou je ne fais que suivre ce qui est mit sur ma route pour mon bien et ceux qui se trouvent autour de moi à ce moment là. Un simple maillon qui fait parti d'une chaîne essentielle. Soudés par quelque chose d'impalpable mais vitale. Je retrouve cette liaison, ce lien. Juste une certitude de quelque chose de juste, d'évident. D'une normalité évidente...Mais qui déclenche une onde de plaisir, de bien être, de bonheur et d'amour. Merci la vie, merci l'univers...

Par une simple retrouvaille, je passe un portail énergétique intense. Je reprends possession de mes émotions, de mon corps, de ma vie actuelle. Je déclenche des réactions physiques et chimiques qui inter réagissent avec des ondes autour de moi. Inconsciemment, je créée un univers d'amour qui lui même créé un rebond pour recréer un autre univers d'amour... à l'infini... Ce mécanisme n'a pas de limites, innarrêtable, incontrôlable... C'est la loi de l'existence, de la vie ici.

Voilà, Je viens juste de retrouver une amie de longue date qui m'a replongé dans mes souvenirs de jeunesse. C'est tout... Et c'est beaucoup... Juste ça et le fait que nous ayons passé un moment de méditation intense ensemble dans un groupe d'âmes réunies par ce que l'on appelle la vie...

J'ai été guidé jusqu'ici pour suivre un plan dont je n'ai aucune trace, aucune idée d'oû il va me mener. Pourtant, je suis mon instinct au jour le jour. J'ai cette certitude de cette justesse dans chaque action. J'ai la confiance complète en moi et en ce qui m'entoure. Je suis guidée et quand je canalise ces vibrations qui m'arrivent, je ressens cette plénitude, cette amplitude comme l'évidence de l'existence, de mon existence, de notre existence particulière à tous.

Des situations sont entrain de changer. Nos vies évoluent à vitesse grand V. Et ceux qui résistent se trouvent en danger. Rien ne peut l'arrêter. Le cycle est lancé...

Il devient plus que jamais nécessaire de s'écouter soi. Il devient nécessaire d'écouter sa voix interne qui nous dit " Cherche toi... Trouve toi... Sauve toi...".

Je vais avoir très bientôt 53 ans et je retrouve mes 20 ans... Mes ami(ies) me disent "tu rajeunie" ! Mais moi, je sens juste mon coeur s'allèger au fur et à mesure que mon esprit s'élève. Mon regard devient plus clair et sincère et je redécouvre mon univers. Je m'accepte et j'accepte d'accepter l'existence de l'existence, la présence complexe et intense. La normalité merveilleuse de la vie ici...

EPILOGUE

Depuis quelques jours, je sens une énergie mouvante, fluctuante. Elle semble différente. J'ai des sensations corporelles différentes, comme changeantes. Parfois, je me sens absente, comme en complète osmose avec les éléments. L'air, l'eau, la terre, le feu me semble ne faire qu'un en moi pour créer ce cinquième élément, à mes yeux, si important.

Cette nuit, l'épilogue de ce livre m'est prenu presque d'une seule traite. Il m'a fallut me lever pour aller chercher mon carnet d'écriture et je me suis recouchée avec la lumière allumée. Les phrases sont venues, se sont posées sur les lignes de la feuille simplement. Et je savais à cet instant, que le manuscrit était prêt.

Chaque jour maintenant, des sensations nouvelles m'apparaissent. C'est une redécouverte olfactive, sensitive, auditive, sensorielle. J'aime à penser que je ne suis qu'au début de quelque chose qui m'amène à chaque pas vers un monde différent mais bien présent, bien réel autour de moi dans cet irréel de matière.

Je me mets à rêver intensément au futur, à une réalité et irréalité, à une conceptualité d'un monde différent et à une création d'une ère de liberté qui va recréer un avenir idéal pour tous. Là ou je vais trouver une place dans un imaginaire réel...

Je créée mes pensées. Je rêve pour construire l'avenir. Et si nous nous y mettons tous, nous y arriverons. Il faut juste y croire et avancer ensemble, la main dans la main. Nous sommes de plus en plus nombreux sur cette route et la mécanique quantique holistique n'en est qu'à ses débuts. Le mécanisme avance progressivement. Les consciences se réveillent. Chaque pas vers l'unité, c'est une bataille de gagné.

Je recréée ce cinquième élément d'abord en moi pour le recréer ensuite autour de moi. Et physiquement, je m'aperçois que les éléments se mettent en place sans forcer. C'est une simple évidence et une constatation : respirer, boire, se nourrir et vivre pour s'aimer. Juste s'aimer pour ensuite aimer et propager cet amour universel et inconditionnel. L'unité doit d'abord être en soi avant d'être déployée à l'infini. Reconnaître ce mécanisme est essentiel. Ce retrouver soi est important pour comprendre le processus. Le changement intérieur de chacun est en route. Des éléments plus éclairés que d'autres ont déjà prit le devant pour défricher et pour guider. La conscience collective oeuvre elle aussi. Des messages sont déjà présents autour de nous et chacun les voit de façon différente selon son évolution.

Je n'irais pas plus loin dans ce livre , je ne le peux pas. Non pas que les mots se tarissent dans mon esprit. Mais ils évoluent, ils changent, ils grandissent. Leur teneur est différente. Je sens leur poids s'allèger comme s'il importait peu. Leur présence prend de l'importance et se suffit à elle même. Comme si tout était dit, enfin... Comme si un point se dessinait... Pas un point final, juste un point qui finit une phrase avant le prochain. Pour reprendre son souffle, pour recréer autre chose. Un autre chapitre, un autre moment de découverte intérieure.

Je vais vous demander une dernière petite chose avant de travailler sur le prochain point. Je vais vous demander de respirer une dernière fois avec moi, avant que je ne vous laisse découvrir les effets miraculeux du pouvoir des mots guérisseurs sur les maux et le rôle que les maux peuvent avoir dans notre guérison intérieure.

Juste une dernière fois encore, une longue et profonde inspiration pour faire entrer en vous ces vibrations qui vous entourent. Ecoutez votre coeur résonner et chaque centre d'énergie de votre corps se gonfler de forçe et de feu. Vous ouvrez au maximum votre cage thoracique dans un effort complètement mécanique et vous sentez des paliers passer, des étapes franchies. Votre capacité vient d'augmenter. Vous guérissez. Les ondes, les vibrations magnétiques naturelles se répartissent en vous et font bouger vos propres énergies personnelles. C'est ce trésor quantique, à la portée de tous, qui est holistiquement universel. Maintenant, hydratez vos cellules et vous voilà prêt à découvrir le cinquième élément. Ce bien être, ce repos du corps pour le repos de l'esprit, cette plénitude dans un moment de solitude vous sera accordé à condition d'apprendre à respirer. Pas seulement avec le nez mais avec tous les pores de votre peau aussi. En imaginant chaque pore avec un petit nez et chaque inspiration en adéquation avec votre respiration. Vous sentez ? C'est ça...doucement...régulièrement...lentement et le plus souvent possible... Dés que vous y pensez... Et ensuite, ce sera un reflexe naturel. Réapprenez à respirer la vie à l'instant T et surtout à l'écouter.

C'est mon dernier conseil avant de poser le point de cette "phrase", de cette phase.

Chaque texte vous entraîne dans ce processus de guérison. Ils vous bousculent, vous interrogent, vous charment ou vous surprennent. Lisez et relisez. Seul ou accompagné. Avec ou sans musique. Décryptez et décodez. Vos ressentis, vos émotions vont s'affiner. C'est votre sensibilité qui va s'exacerber pour obtenir votre repos intérieur, votre guérison.

Et surtout, laissez place à votre intuition. Vous vous souvenez ? Votre âme est là. Elle attend de reprendre sa place. Et comme dans mon premier ouvrage, les trois mousquetaires sont enfin réunis pour partager l'amour et le véhiculer dans un univers unis pour la vie.

Kolibri 360 GmbH
Ferdinand-Jühlke-Straße 7
99095 Erfurt, Deutschland
produktsicherheit@kolibri360.de

Druck:
CPI Druckdienstleistungen GmbH
im Auftrag der
Kolibri 360 GmbH
Ferdinand-Jühlke-Str. 7
99095 Erfurt